Taschenbücher Allgemeinmedizin

Hals-Nasen-Ohrenheilkunde für den Allgemeinarzt

Von H.-G. Boenninghaus

Mit 28 Abbildungen

Dritte, überarbeitete Auflage

Springer-Verlag
Berlin Heidelberg New York Tokyo

Prof. Dr. Hans-Georg Boenninghaus
Direktor der Universitäts-Hals-Nasen-Ohrenklinik
Voßstraße 5–7, D-6900 Heidelberg

ISBN-13:978-3-540-15617-8   e-ISBN-13:978-3-642-82559-0
DOI: 10.1007/978-3-642-82559-0

CIP-Kurztitelaufnahme der Deutschen Bibliothek. Boenninghaus, Hans-Georg:
Hals-Nasen-Ohrenheilkunde für den Allgemeinarzt/ von H.-G. Boenninghaus. -
3., überarb. Aufl. - Berlin ; Heidelberg ; New York ; Tokyo : Springer, 1985.
(Taschenbücher Allgemeinmedizin)
ISBN-13:978-3-540-15617-8

Das Werk ist urheberrechtlich geschützt. Die dadurch begründeten Rechte,
insbesondere die der Übersetzung, des Nachdrucks, der Entnahme von
Abbildungen, der Funksendung, der Wiedergabe auf photomechanischem oder
ähnlichem Wege und der Speicherung in Datenverarbeitungsanlagen bleiben,
auch bei nur auszugsweiser Verwertung, vorbehalten. Die Vergütungsansprüche
des § 54, Abs. 2 UrhG werden durch die „Verwertungsgesellschaft Wort",
München, wahrgenommen.

© Springer-Verlag Berlin Heidelberg 1976, 1980 und 1985

Die Wiedergabe von Gebrauchsnamen, Handelsnamen, Warenbezeichnungen
usw. in diesem Werk berechtigt auch ohne besondere Kennzeichnung nicht zu
der Annahme, daß solche Namen im Sinne der Warenzeichen- und
Markenschutz-Gesetzgebung als frei zu betrachten wären und daher von
jedermann benutzt werden dürften.

Produkthaftung. Für Angaben über Dosierungsanweisungen und
Applikationsformen kann vom Verlag keine Gewähr übernommen werden.
Derartige Angaben müssen vom jeweiligen Anwender im Einzelfall anhand
anderer Literaturstellen auf ihre Richtigkeit überprüft werden.

2121/3140-543210

Vorwort zur dritten Auflage

Die nun in 3. Auflage vorliegende Hals-Nasen-Ohrenheilkunde wurde für den Arzt für Allgemeinmedizin geschrieben. Das Buch soll dem praktisch tätigen Arzt in der Sprechstunde und beim Hausbesuch Hilfe und Anleitung sein. Es soll Antwort geben auf die diagnostischen und therapeutischen Fragen und Probleme, vor die der Allgemeinarzt gestellt ist. Das gilt für den Arzt in einer Stadtpraxis, für den eine Überweisung an Ärzte anderer Disziplinen relativ einfach möglich ist, ebenso wie für den oft auf sich allein gestellten Kollegen auf dem Land. Es sollen im Rahmen der bestehenden Möglichkeiten praktisch nützliche Hinweise zur Untersuchung, Beratung und Behandlung der Patienten mit Hals-Nasen-Ohrenkrankheiten gegeben werden. Die vorgeschlagene medikamentöse Therapie hat sich bevorzugt in der Praxis bewährt. Sie wurde für die 3. Auflage auf den neuesten Wissens- und Erfahrungsstand gebracht.
Stets wird von dem führenden Symptom ausgegangen, wie es sich dem praktischen Arzt darstellt und das meist zu einer nur begrenzten Zahl in Frage kommender Krankheitsbilder führt. Über die typische Vorgeschichte und den zu erhebenden Befund ergeben sich Diagnose und Behandlung. Soweit letztere nur dem HNO-Arzt möglich ist, wird eine Überweisung empfohlen. Auf Zeichen drohender Gefahren, die eine Krankenhauseinweisung erfordern, wird gezielt hingewiesen. Vorher notwendige hausärztliche Sofortmaßnahmen werden beschrieben.
In Kleindruck sind kurz die bei den einzelnen Krankheitsbildern erforderlichen weiteren diagnostischen und therapeutischen Maßnahmen des HNO-Arztes oder der HNO-Klinik angeführt, damit der praktische Arzt den Patienten auf Befragen orientieren kann und die hals-nasen-ohrenärztlichen Arztbriefe nach der Wiederübernahme des Patienten in die Allgemeinpraxis für den Hausarzt größeren Informationsgehalt bekommen. Die nach einer Krankenhausentlassung evtl. notwendige hausärztliche Nachbehandlung wird wieder im Einzelnen beschrieben.
Eine lehrbuchmäßige Vollständigkeit oder ein Lehrbuch für das medizinische Staatsexamen wurden nicht angestrebt, doch ist dem Buch neben einigen Übersichtsabbildungen über die verwickelte

Topographie des HNO-Gebietes eine Beschreibung der dem Arzt für Allgemeinmedizin möglichen Untersuchungsmethoden von Hals, Nase und Ohr, soweit sie sich in der Allgemeinpraxis durchführen lassen, vorangestellt.

Besonderer Dank gilt meinen Freunden und Kollegen aus der Allgemeinpraxis, die mich nach Durchsicht des Manuskriptes beraten und mit Vorschlägen unterstützt haben. Anregungen, die mich seit Erscheinen der 2. Auflage erreichten, wurden aufgegriffen. Ergänzungen ergaben sich durch neue Erkenntnisse auf dem Gebiet der Hals-Nasen-Ohrenheilkunde.

Heidelberg, im Sommer 1985   H.-G. Boenninghaus

Inhaltsverzeichnis

Vorwort V
Zeichenerklärung XII

Topographische Übersicht über die Organe Ohr, Nase, Rachen und Kehlkopf 1

Untersuchung des HNO-Kranken 3

   I. Anamnese 3

   II. Hals-nasen-ohrenärztliche Untersuchungsmethoden in der Allgemeinpraxis 5

      1. Inspektion und Palpation des Kopf-Halsbereiches . 5
         1.1. Inspektion 5
         1.2. Palpation 5

      2. Spiegeln der HNO-Organe 6
         2.1. Instrumente 6
         2.2. Ausführung 8

      3. Ohrspülung 12
         3.1. Instrumente 12
         3.2. Ausführung 12

      4. Tubendurchblasung (Politzer-Verfahren) 13
         4.1. Instrumente 13
         4.2. Ausführung 13

      5. Durchleuchtung der Nasennebenhöhlen mit elektrischem Licht (Diaphanoskopie) 14
         5.1. Instrument 14
         5.2. Ausführung 15

      6. Orientierende Hörprüfung. N. statoacusticus (VIII), cochleärer Teil 15
         6.1. Prüfung der Hörweiten 15
         6.2. Stimmgabelprüfungen 16

      7. Orientierende Gleichgewichtsprüfung. N. statoacusticus (VIII), vestibulärer Teil 18

7.1. Schwindelanamnese 18
7.2. Abweichreaktionen 18
7.3. Nystagmusbeobachtung 18

8. Orientierende Prüfung anderer Hirnnerven bei
   HNO-Erkrankungen 19
   8.1. N. olfactorius (I) 19
   8.2. Augenmuskelnerven: N. oculomotorius (III),
        N. trochlearis (IV), N. abducens (VI) 19
   8.3. N. trigeminus (V) 20
   8.4. N. facialis (VII) 20
   8.5. N. glossopharyngeus (IX) 20
   8.6. N. recurrens des N. vagus (X) 20
   8.7. N. hypoglossus (XII) 20

9. Halten eines Kindes während der Untersuchung der
   HNO-Organe 21

Leitsymptome: Ohrbeschwerden – Schwerhörigkeit 22

I. Ohrenschmerzen – „laufendes Ohr" – Schwerhörigkeit 22

1. Otitis externa 22
   1.1. Gehörgangsfurunkel 22
   1.2. Gehörgangsekzem 23
   1.3. Perichondritis der Ohrmuschel 23
   1.4. Erfrierung der Ohrmuschel 23
   1.5. Ohrläppchendurchstechung 23

2. Otitis media 24
   2.1. Akute Mittelohrentzündung 24
   2.2. Mastoiditis 25
   2.3. Chronische Mittelohrschleimhauteiterung . . 26
   2.4. Chronische Mittelohrknocheneiterung 26

3. Zoster oticus 28

II. Ins Ohr ausstrahlende Schmerzen ohne
    Schwerhörigkeit = Otalgie 29

III. Ohrblutung 30

1. Ohrmuschelverletzungen 30

    1.1. Ohrmuscheleinriß 30
    1.2. Othämatom 30

  2. Gehörgangsverletzungen 31
    2.1. Fremdkörper 31
    2.2. Fraktur der Gehörgangsvorderwand 32

  3. Trommelfellverletzungen 32
    3.1. Pfählungsverletzungen 32
    3.2. Überdruckrupturen 33

  4. Felsenbeinfrakturen 33
    4.1. Längsfraktur 33
    4.2. Querfraktur 34

IV. Schwerhörigkeit – Druckgefühl im Ohr 35

  1. Schalleitungsschwerhörigkeit =
    Mittelohrschwerhörigkeit 35
    1.1. Cerumen obturans 35
    1.2. Tubenkatarrh 35
    1.3. Barotrauma (Aero-Otitis media) 36

  2. Schallempfindungsschwerhörigkeit =
    Innenohrschwerhörigkeit 37
    2.1. Hörsturz (akuter Hörverlust) 37
    2.2. Altersschwerhörigkeit 38
    2.3. Angeborene Schwerhörigkeit und Taubheit . . 38

V. Schwerhörigkeit und Ohrgeräusche 39

  1. Otosklerose 39
  2. Akustisches Trauma 39
  3. Toxische Innenohrschäden 40
  4. Kreislaufbedingte Ohrgeräusche 40

VI. Schwindel und Schwerhörigkeit 42

  1. Menière-Krankheit 42

  2. Innenohrfunktionsstörungen 43
    2.1. Labyrinthitis 43
    2.2. Felsenbeinquerfraktur 43
    2.3. Zoster oticus 43
    2.4. Caisson-Krankheit 44

VII. Schwindel ohne Schwerhörigkeit 45
   1. Reisekrankheit (Kinetosen) 45
   2. Neuronitis vestibularis 45
   3. Zentrale vestibuläre Funktionsstörung 45

VIII. Otogene Facialislähmung 46

IX. Zusammenstellung der Ohrsymptomatik 47

Leitsymptom: Behinderung der Nasenatmung 51

  I. „Schnupfen" – Kopfschmerz 51

    1. „Erkältung" 51
      1.1. Allgemeiner Virusinfekt (Grippe) 51
      1.2. Akute Rhinitis 52

    2. Sonderformen der Rhinitis 53
      2.1. Allergische Rhinitis 53
      2.2. Trockene Rhinitis (Ozaena) 54

    3. Nebenhöhlenentzündung 55
      3.1. Akute Kieferhöhlenentzündung 55
      3.2. Chronische Kieferhöhlenentzündung
         (eitrig, odontogen, polypös) 56
      3.3. Stirnhöhlenentzündung 57

  II. „Verstopfte" Nase ohne Rhinitis 59

    1. Septumdeviation 59
    2. Choanalatresie 59
    3. Rachenmandelhyperplasie 59
    4. Nasenfremdkörper 60

  III. Nasenblutung 61
    1. Nasenbluten ohne Trauma 61
      1.1. Symptomatisches Nasenbluten 61
      1.2. Nasen- und Nebenhöhlen-Tumoren 63

    2. Nasenblutung nach Trauma 64
      2.1. Örtliches Nasenbluten durch den „bohrenden
         Finger" 64
      2.2. Nasenbeinfraktur 64
      2.3. Nebenhöhlenverletzungen und frontobasale
         Frakturen. 66

IV. Differentialdiagnose der Kopfschmerzen 67
  1. Kopfschmerzen bei behinderter Nasenatmung
     (rhinogene Ursachen) 67
  2. Ohr-Kopfschmerzen (otogene Ursachen) 67
  3. Kopfschmerzen mit Ursachen außerhalb
     des HNO-Gebietes 67

Leitsymptom: Schluckbeschwerden (Schwierigkeiten bei der
Nahrungsaufnahme) 69
  1. Ursachen im Bereich der Mundhöhle 69
     1.1. Glossitis (Zungenbrennen) 69
     1.2. Stomatitis 69
     1.3. Gaumenverletzung 70

  2. Halsschmerzen 70
     2.1. Angina lacunaris (Angina tonsillaris) 70
     2.2. Peritonsillarabsceß 72
     2.3. Retropharyngealabsceß 73
     2.4. Chronische Tonsillitis 74
     2.5. Pharyngitis 75
     2.6. Mesopharynxtumoren 76

  3. Schluckstörungen (Speiseröhrenerkrankungen) . . 77
     3.1. Fremdkörper 77
     3.2. Verätzungen (Verbrühungen) 78
     3.3. Divertikel 79
     3.4. Kardiospasmus (Achalasie) 79

Leitsymptom: Heiserkeit 81

  1. Entzündliche Kehlkopferkrankungen 81
     1.1. Laryngitis 81
     1.2. Kehlkopfödem 82

  2. Kehlkopftumoren 83
     2.1. Gutartige Tumoren 83
     2.2. Kehlkopfkrebs 83

  3. Störungen der Stimmbandbeweglichkeit 84
     3.1. Recurrensparese 84
     3.2. Berufsbedingte Dysphonien 85
     3.3. Funktionelle Aphonie 85

Anmerkung: Sprachstörungen 86

Leitsymptom: Atemnot 87
  1. Verletzungen 87
  2. Fremdkörper 87
  3. Trachealstenosen 88
  Anhang
  1. Intubation 89
  2. Tracheotomie 90
  3. Betreuung von Kanülenträgern 91

Leitsymptom: Schwellungen des Gesichtes und des Halses und ihre Differentialdiagnosen 93
  1. Speicheldrüsenerkrankungen 93
    1.1. Entzündungen (Sialadenitis) 93
    1.2. Steinbildung (Sialolithiasis) 94
    1.3. Tumoren 95
    1.4. Sialosen 95
  2. Lymphknotenerkrankungen 95
    2.1. Unspezifische Lymphadenitis 96
    2.2. Spezifische Lymphadenitis 97
    2.3. Tumoren und Tumormetastasen 97
  3. Halscysten 98
    3.1. Mediane Halscysten 98
    3.2. Laterale Halscysten 98

Sachverzeichnis 99

Zeichenerklärung:

▶ Hinweis

● Gefahr, Komplikationen

▮ Wichtige Merksätze

Topographische Übersicht über die Organe Ohr, Nase, Rachen und Kehlkopf (Abb. 1–4)

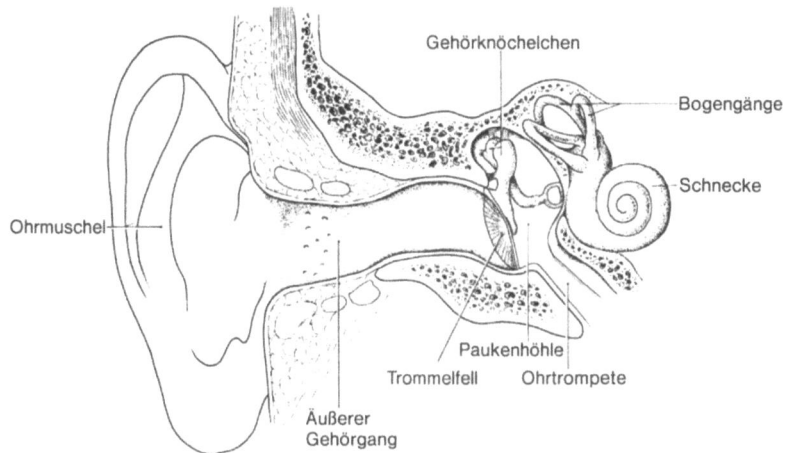

Abb. 1. Topographische Übersicht äußeres Ohr, Mittelohr, Innenohr

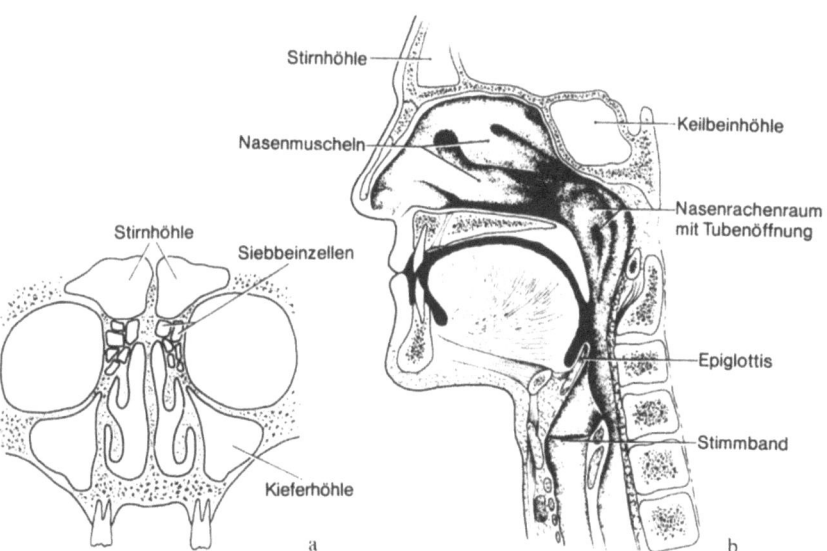

Abb. 2. Topographische Übersicht Nase und Nasennebenhöhlen. a) Schnitt durch Nase und Nebenhöhlen, b) seitliche Nasenwand, Nasenrachenraum, Rachen und Kehlkopf

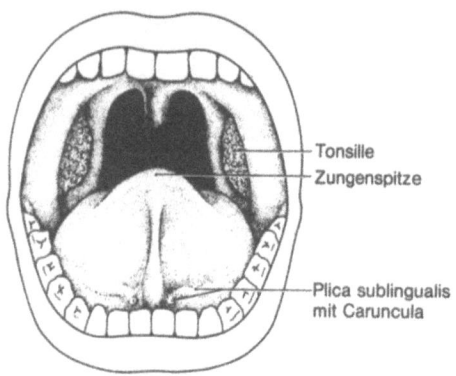

Abb. 3. Einblick in die Mundhöhle (Zungenspitze angehoben)

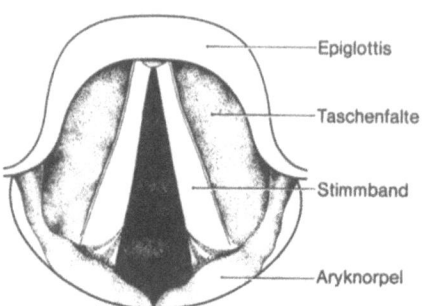

Abb. 4. Einblick in das Kehlkopfinnere

Untersuchung des HNO-Kranken

I. Anamnese

Die gezielte *Befragung* des Patienten kann bereits wichtige diagnostische Hinweise ergeben.

Exogene Einflüsse auf ein Krankheitsbild (Fremdkörper, Verletzungen, Intoxikationen) sind meist durch die Anamnese aufzudecken.

Art, Beginn und Dauer der Beschwerden und die Schilderung des *Leitsymptoms* sowie die *Kombination der Symptome* lassen häufig erste diagnostische Schlüsse zu.

Es ist zu fragen

bei *Ohrerkrankungen* nach:
- Schmerzen oder Druckgefühl (Lokalisation, Ausstrahlung)?
- Absonderung aus dem Gehörgang (Eiter stinkend oder geruchlos, Schleim, Blut, Liquor)?
- Schwerhörigkeit (für hohe oder tiefe Töne, allmählich oder plötzlich einsetzend, zunehmend, vorwiegend bei Unterhaltung mit einem Gesprächspartner oder in Konferenzen)?
- Ohrgeräusche (Brausen, Sausen, Pfeifen, Zischen, jeweils pulsierend oder kontinuierlich, hoher oder tiefer Ton)?
- Schwindel (Dreh- oder Schwankschwindel, Anfallsschwindel, mit oder ohne Übelkeit und Erbrechen)?

bei *Nasen- und Nebenhöhlenerkrankungen* nach:
- Schmerzen (Lokalisation der Kopfschmerzen, Tageszeit)?
- Behinderung der Nasenatmung (einseitig, doppelseitig, ständig oder wechselnd)?
- Sekretabfluß (wäßrig, eitrig, schleimig, borkig, blutig, aus der Nase oder in den Rachen)?
- Riechstörungen (ständig, wechselnd, Fehlriechen, verbunden mit Geschmacksstörungen)?

bei *Mund-Rachenerkrankungen* nach:
- Schluckbeschwerden oder -störungen (ein- oder doppelseitig)?
- Schwellungen außen am Hals (z. B. Speicheldrüsen, Lymphknoten)?
- Zungenbrennen?

- ▶ Geschmacksstörungen?
- ▶ Sprachstörungen?

bei *Kehlkopferkrankungen* nach:
- ▶ Heiserkeit (mit oder ohne Erkältung, ständig oder nach Überlastung der Stimme, kürzlich vorausgegangene Intubationsnarkosen)?
- ▶ Atemerschwernis (exspiratorisch, inspiratorisch)?
- ▶ Husten (trockener Reizhusten, mit Auswurf)?
- ▶ Auswurf (schleimig, blutig)?
- ▶ Knotenbildung außen am Hals (verschieblich, fixiert, in der Größe wechselnd)?

II. Hals-nasen-ohrenärztliche Untersuchungsmethoden in der Allgemeinpraxis

Der praktische Arzt wird im allgemeinen einige hals-nasen-ohrenärztliche Untersuchungsmethoden, die ohne größeren Aufwand durchzuführen sind, beherrschen. Er kann damit die häufige Beteiligung der oberen Luftwege und der Ohren an banalen Infekten und Entzündungen und die gelegentlich vorkommenden Verletzungen und Blutungen in diesem Bereich erkennen, oft selbst behandeln oder bei komplizierten Befunden an den HNO-Arzt überweisen. Patienten mit Funktionsstörungen des Ohres (Schwerhörigkeit, otogener Schwindel) kommen nicht selten zuerst in die Sprechstunde des praktischen Arztes.

In der Allgemeinpraxis geeignete *Untersuchungsmethoden* und *Funktionsprüfungen* sind:

1. Inspektion und Palpation des Kopf-Halsbereiches

1.1. Inspektion

Bei der äußeren Inspektion ist zu achten auf:
- Rötung und Schwellung der Ohrmuschel und ihrer Umgebung (bei Erysipel, Ekzem, Perichondritis).
- Absonderung aus dem Gehörgang (bei Otitis externa, Otitis media, Ohrverletzungen).
- Form des Nasengerüstes (bei frischer oder alter Fraktur). Rötung und Schwellung der Nasenspitze (bei Naseneingangsfurunkel).
- Weichteilschwellung im Gesicht, Lidschwellung (bei Nebenhöhlenentzündungen mit beginnendem Durchbruch).
- Protrusio bulbi (bei durchbrechender Nebenhöhlenentzündung und -tumoren).
- Halslymphknotenschwellung (bei Lymphadenitis, Tumormetastasen, Halscysten, Systemerkrankungen).
- Verdickung der großen Kopfspeicheldrüsen (bei Speichelstein, Sialadenitis, Sialosen, Speicheldrüsentumoren).

1.2. Palpation

Bei der Palpation ist zu achten auf:
- Druckschmerz am Tragus und Zugschmerz an der Ohrmuschel (bei Gehörgangsfurunkel).

- Druckschmerz auf dem Warzenfortsatz (bei Mastoiditis, Lymphadenitis).
- Druck- und Klopfschmerz über den Nebenhöhlen (bei akuter Sinusitis).
- Druckschmerz an den Austrittspunkten des N. trigeminus (bei Nebenhöhlenentzündungen, Trigeminusneuralgie).
- Lymphknotenschwellung (bei Entzündung schmerzhaft, bei Tumoren oder Tumormetastasen verschieblich oder fixiert und kaum schmerzhaft, bei Cysten prall elastisch und nicht schmerzhaft).
- Speicheldrüsenverdickung (bei Speichelsteinen Schwellung vom Essen abhängig).

2. Spiegeln der HNO-Organe

2.1. Instrumente

Ohr:
Entweder Otoskop (Abb. 5. Batteriegerät mit Ohrtrichter, Lupe und Lichtquelle).

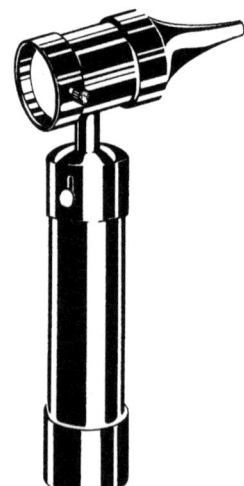

Abb. 5. Otoskop

Vorteil: Handhabung möglich, ohne Spiegeltechnik zu beherrschen. Mit entsprechenden Ansätzen auch zur Inspektion von Nase, Rachen und Kehlkopf geeignet.
Nachteil: durch den relativ schweren Batteriehandgriff unhandlich (z. B. bei Manipulationen im Gehörgang oder in der Nase mit Wattetriller o. ä.).

Oder Lichtquelle (mattierte 100 Watt-Birne), Stirnreflektor, verschieden große Ohrtrichter, Ohrcurette, Wattetriller, Ohrlupe (Abb. 6 a).
Vorteil: Lichtquelle und Stirnreflektor können auch bei der Spiegelung der Nase, des Rachens und des Kehlkopfes verwendet werden und sind dabei handlicher als der Otoskophandgriff mit seinen Ansätzen.
Nachteil: Etwas Übung erforderlich.

Nase:
Nasenspeculum (zwei Größen), Bajonettpinzette (Abb. 6 b).

Rachen:
Spatel, für Nasenrachen kleiner Spiegel (Abb. 6 c).

Kehlkopf:
Verschieden große Spiegel mit Handgriff (Abb. 6 d) und Zungenläppchen.

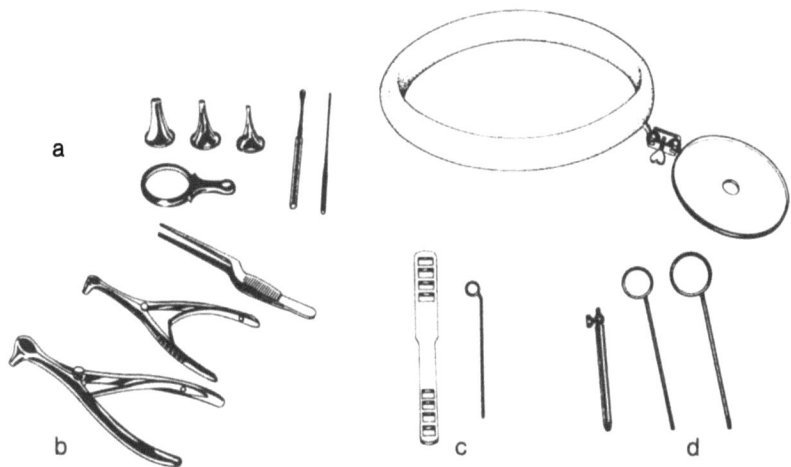

Abb. 6. Instrumente zur Spiegeluntersuchung. a) des Ohres, b) der Nase, c) des Nasenrachenraumes, d) des Kehlkopfes

Untersuchungsecke:
Es ist zu empfehlen, sich für die Spiegeluntersuchung der HNO-Organe eine vom Tageslicht abgeschirmte Nische oder Ecke im Sprechzimmer einzurichten, die mit einem Untersuchungsstuhl für den Patienten, einem Hocker für den Arzt, der Lichtquelle und einem Tischchen für die Instrumente ausgestattet sein sollen.

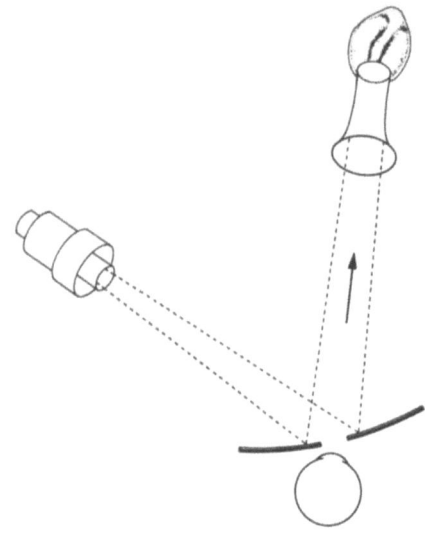

Abb. 7. Weg des reflektierten Lichtes

2.2. Ausführung

Die Lichtquelle befindet sich neben der rechten Kopfseite des Patienten. Der perforierte Stirnspiegel wird vor das linke Auge des Untersuchers gebracht. Die Sehachse links fällt mit der Achse des reflektierten Lichtes zusammen (Abb. 7).

Ohr:
Mit dem Mittelfinger und dem Ringfinger der linken Hand werden Ohrmuschel und Gehörgang durch Zug (bei Untersuchung rechts) bzw. Druck (bei Untersuchung links) nach hinten oben gebracht. Daumen und Zeigefinger setzen den Ohrtrichter mit leicht drehender Bewegung in den Gehörgang ein (Abb. 8). Die rechte Hand bewegt den Kopf des Patienten oder benutzt Wattetriller, Curette bzw. Ohrlupe.

▶ Häufigste pathologische *Befunde:* Im Gehörgang Cerumen, Eiter, Furunkel, Fremdkörper. Am Trommelfell Rötung, Perforation, Retraktion, Granulationen.

Nase:
Das Speculum wird in die geöffnete linke Hand gelegt, der Daumen liegt auf dem Schloß, der Zeigefinger stützt sich auf der rechten Wange des Patienten ab. Die Branchen des Speculum werden senkrecht oder etwas schräg in das Nasenloch eingeführt und vorsichtig geöffnet (Abb. 9). Die Vorderkanten der Branchen sollen ein wenig nach lateral zeigen, um einerseits den Nasenflügel abzuheben und andererseits die Septumschleimhaut nicht zu verletzen. Die rechte Hand bewegt den Kopf des Patienten nach vorn (untere Abschnitte der Nase) und anschließend etwas nach hinten (mittlerer Nasengang und obere Abschnitte der Nase).

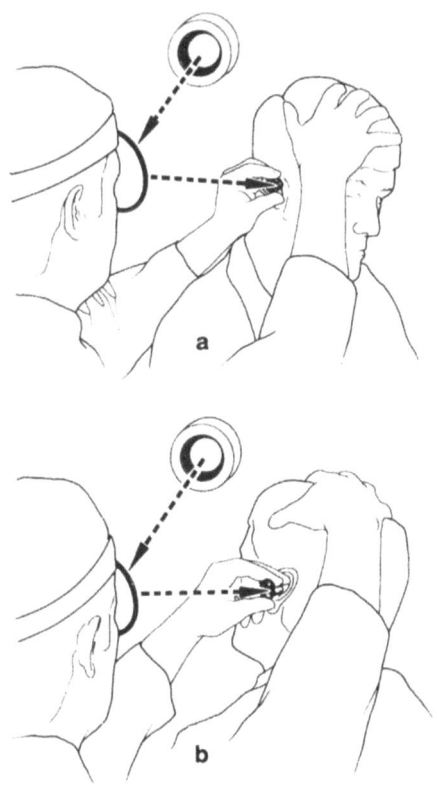

Abb. 8. Ohrspiegelung.
a) rechts, b) links

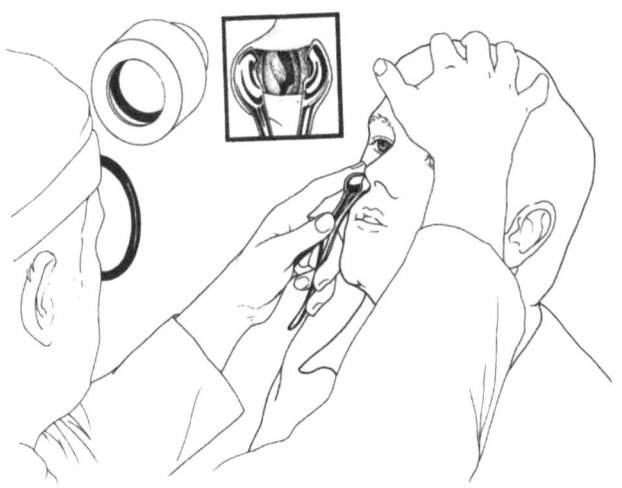

Abb. 9. Spiegeln der Nase

▶ Häufigste pathologische *Befunde*: Septumverbiegung, Sekret, Borken, Muschelschwellung, Schleimhautpolypen.

Mundhöhle und *Rachen* (Oropharynx):

a) Herausstreckenlassen der Zunge (Oberfläche und Beweglichkeit prüfen).

b) Mit dem Spatel Anheben von Lippen und Wangen (Inspektion des Mundvorhofes und der Zähne sowie des Parotisausführungsganges beiderseits).

c) Anheben der Zungenspitze (Inspektion des inneren Mundbodens und der Zähne sowie der Plica sublingualis beiderseits).

d) Bei *nicht* herausgestreckter Zunge mit dem Spatel sanften (Würgreiz!) Druck auf die Mitte des Zungenkörpers (Inspektion des Rachenringes mit Zäpfchen, Gaumensegel und Gaumenmandeln sowie Rachenhinterwand). Der Überblick wird besser, wenn der Patient das Gaumensegel beim „A"-sagen hebt.

e) Untersuchung der Gaumenmandel bei heruntergedrückter Zunge durch vorsichtiges Tasten mit einem zweiten Spatel auf den vorderen Gaumenbogen (Prüfung auf Druckschmerz, Luxierbarkeit der Tonsille, Exprimat).

▶ Häufigste pathologische *Befunde*: Belegte Zunge, Rötung des Rachenringes, Angina lacunaris, Schleimhautveränderungen (Aphthen, Ulcerationen, Atrophie, Tumoren, Sekretstraße an der Rachenhinterwand vom Nasenrachenraum).

Nasenrachenraum (Nasopharynx = Epipharynx):

Er kann durch die Methode der Postrhinoskopie (vom praktischen Arzt im allgemeinen nicht geübt) oder durch Palpation untersucht werden:

Postrhinoskopie: Herunterdrücken der Zunge mit einem Spatel (linke Hand). Einführen eines kleinen angewärmten Spiegels hinter das Gaumensegel (rechte Hand). Dabei darf das Gaumensegel nicht kontrahiert sein (Abb. 10 a). Bei starkem Würgreiz wird Xylocain Spray auf die Schleimhaut gesprüht.

Palpation: Der Untersucher steht rechts hinter dem Kranken, fixiert mit der linken Hand den Kopf und drückt von links die Wange zwischen die Zahnreihen (oder hält die Zahnreihen mit einem Spatel offen). Der rechte Zeigefinger (mit Gummifingerling) tastet den Nasenrachenraum aus (Abb. 10 b).

Dem HNO-Arzt steht eine Winkeloptik zur Verfügung (Lupenendoskop), die durch den Mund in den Rachen vorgeschoben wird und mit dem Nasenrachenraum - und um 180° gedreht auch der Kehlkopf - inspiziert werden können.

▶ Häufigste pathologische *Befunde*: Rachenmandelvergrößerung bei Kindern, Sekret. Selten: Choanalpolyp, Nasenrachentumor.

Kehlkopf:

Die herausgestreckte Zunge wird mit einem Mulläppchen umfaßt (linke Hand: Daumen oben, Mittelfinger unten). Mit dem angewärmten Kehlkopfspiegel (rechte Hand) ist das Zäpfchen etwas nach hinten oben zu schieben. Sagt der

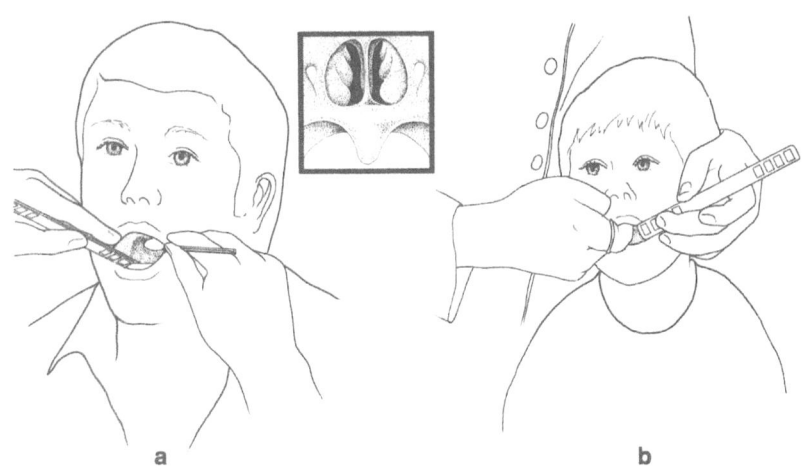

Abb. 10. Untersuchung des Nasenrachenraumes. a) Spiegeln, b) Palpation

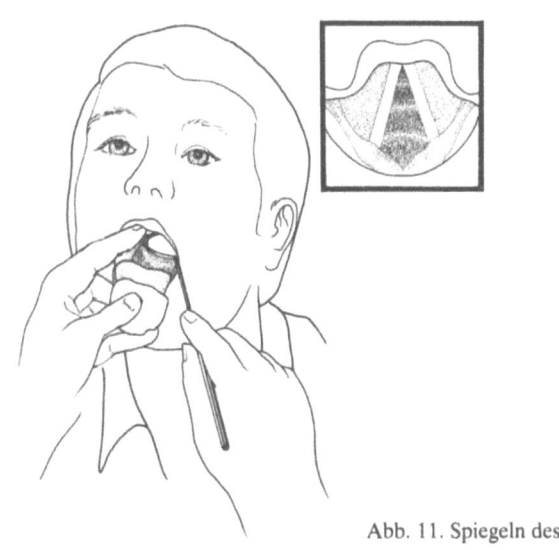

Abb. 11. Spiegeln des Kehlkopfes

Untersuchte „Hi", richtet sich die Epiglottis auf und der Einblick in den Kehlkopf wird frei (Abb. 11).
▶ Häufigste pathologische *Befunde*: Rötung der Stimmbänder, Tumorgranulationen, Ulcerationen, Einschränkung der Stimmbandbeweglichkeit.

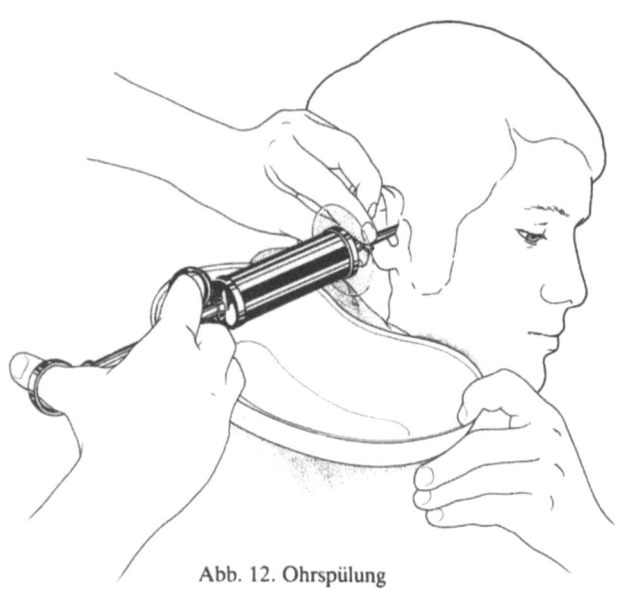

Abb. 12. Ohrspülung

3. Ohrspülung

3.1. Instrumente

Große Ohrenspritze (100 ml) mit aufschraubbarem oder bajonettgesichertem Spritzenansatz, der noch mit einem kleinen Gummischlauch armiert sein kann und absolut fest sitzen muß.

3.2. Ausführung

Der Patient hält die Nierenschale unter das Ohr. Der Arzt zieht mit Mittel- und Ringfinger der linken Hand die Ohrmuschel nach hinten oben und fixiert, um Verletzungen zu vermeiden, mit Daumen und Zeigefinger den Spritzenansatz, der gegen die hintere obere Gehörgangswand gerichtet wird. Spülung mit körperwarmem Wasser erfolgt durch kräftigen Druck der rechten Hand (Abb. 12). Austrocknen des Gehörganges mit Wattetriller.
▶ Indikation: Cerumen, Gehörgangsfremdkörper, Schleim oder Eiter im Gehörgang. (Festsitzendes Cerumen mit Glycerin vorher aufweichen!)
▶ Kontraindikation: Keine Ohrspülung, wenn der Arzt wegen einer Ohrverletzung aufgesucht wird (Trommelfellverletzung, Felsenbeinfraktur, Ohrblutung!). Keine Ohrspülung, wenn ein Trommelfelldefekt besteht, ohne daß das Ohr z. Zt. eitert. Daher stets vor einer Spülung wegen Cerumen oder Fremdkörper fragen, ob dem Patienten von früher her bekannt ist, daß er ein Trommelfelloch hat.

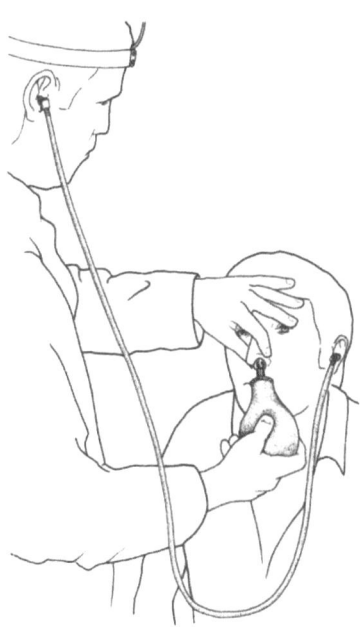

Abb. 13. Politzer-Verfahren

4. Tubendurchblasung (Politzer-Verfahren)

4.1. Instrumente

Politzer-Ballon mit verschieden großen sterilisierbaren Ansätzen (Metalloliven). Hörschlauch mit kleinen Oliven.

4.2. Ausführung

Der Ballon (rechte Hand) wird mit dem Ansatz luftdicht an ein Nasenloch angesetzt, das andere Nasenloch wird mit den Fingern der linken Hand verschlossen. Während der Kompression des Ballons soll der Patient schlucken (kleiner Schluck Wasser) oder einen K-Laut sagen („Kuckuck" „Oh Klara"), um durch Anheben des Gaumensegels den Nasenrachenraum abzuschließen und gleichzeitig aktiv die Tube zu öffnen. Über den Hörschlauch kann der Arzt das Einstreichen der Luft in das Mittelohr wahrnehmen (Abb. 13).
▶ Indikation: Tuben-Mittelohrkatarrh mit Schalleitungsschwerhörigkeit.
▶ Kontraindikation: Frischer Infekt in Nase oder Nasenrachenraum.

5. Durchleuchtung der Nasennebenhöhlen mit elektrischem Licht (Diaphanoskopie)

5.1. Instrument

Das Gerät besteht aus einem Transformator und einer Glühbirne mit Ansätzen für Durchleuchtung der Kieferhöhlen und der Stirnhöhlen (Abb. 14 a). Ein Otoskop – siehe S. 6 – kann zwar auch mit Ansätzen für eine Nebenhöhlendurchleuchtung ausgerüstet werden, erweist sich aber im allgemeinen als zu lichtschwach für diesen Zweck.

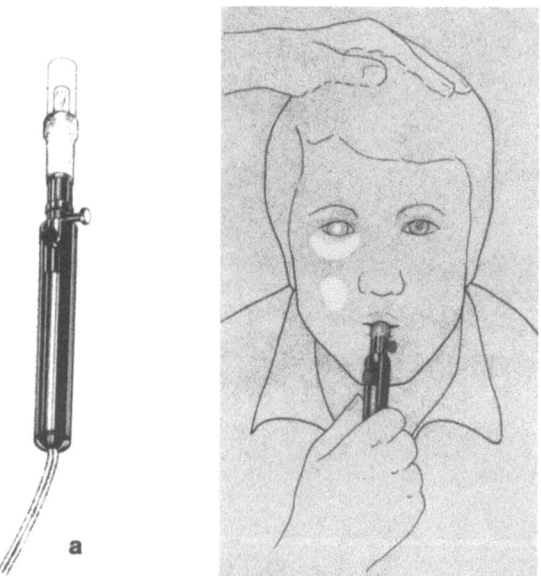

Abb. 14. Diaphanoskopie. a) Handgriff mit Glühbirnchen, b) Durchleuchtung der Kieferhöhlen (rechte Seite lichtdurchgängig, linke Seite verschattet)

5.2. Ausführung

Kieferhöhlen:
Nach Einbringen des Lämpchens in die Mundhöhle und Schließen der Lippen erkennt man im verdunkelten Raum ein seitengleiches Aufleuchten der Pupillen, eines sichelförmigen Bezirkes unter den Augen und beider Wangen. Leuchtet eine Seite nicht auf, ist mit einer Erkrankung auf dieser Seite zu rechnen (Abb. 14b). Oberkieferprothese vorher herausnehmen lassen!

Stirnhöhlen:
Das Lämpchen wird nacheinander an den Stirnhöhlenboden rechts und an den Stirnhöhlenboden links gebracht und das Aufleuchten beider Stirnhöhlen verglichen.

▶ Indikation: Verdacht auf eine Erkrankung der Nebenhöhlen (z. B. Sinusitis). Das Verfahren ist zur Beurteilung der am häufigsten erkrankten Kieferhöhlen besser geeignet als zur Überprüfung der Stirnhöhlen. Die Stirnhöhlen sind oft verschieden groß angelegt und gekammert und leuchten dann, auch ohne erkrankt zu sein, verschieden hell auf.

Erhärtet sich der Verdacht einer Nebenhöhlenerkrankung durch die Diaphanoskopie, ist der Patient dem HNO-Arzt oder Röntgenologen zu weiterer Abklärung und Röntgenaufnahmen der Nasennebenhöhlen zu überweisen. (Die gebräuchlichsten Röntgenaufnahmen werden im occipito-dentalen (für Kieferhöhlen) und occipitonasalen (für Stirnhöhlen und Siebbeine) Strahlengang angefertigt.)

6. Orientierende Hörprüfung.
N. statoacusticus (VIII), cochleärer Teil

6.1. Prüfung der Hörweiten

Die Prüfung soll in einem möglichst ruhigen, etwa 6–8 m langen Raum vorgenommen werden. Jedes Ohr wird einzeln geprüft. Das dem Prüfer abgewandte Ohr muß von einer Hilfsperson mit Zellstoff und dem Finger abgedichtet und durch Schüttelbewegungen vertäubt werden. Die Augen sollen abgedeckt sein. Geprüft wird das Hörvermögen zunächst mit *Umgangssprache* in gewöhnlicher Lautstärke aus verschiedener Entfernung (beginnend am Ohr), anschließend in gleicher Weise mit *Flüstersprache* (erst nach dem Ausatmen flüstern!). Testmaterial sind viersilbige Zahlwörter zwischen 21 und 99. Jeweils drei Zahlwörter hintereinander müssen verstanden werden. Das Ergebnis wird notiert, z. B. „rechts 4 m Umgangssprache, 1 m Flüstersprache" (normal mehr als 6 m).

6.2. Stimmgabelprüfungen

Benötigt wird eine a^1 Stimmgabel (440 Schwingungen/sec).

Rinne-Versuch (Abb. 15 a):
Es wird an jedem Ohr einzeln geprüft, ob der Patient die schwingende Stimmgabel vor dem Ohr oder mit dem Stiel auf dem Warzenfortsatz aufgesetzt länger hört (Vergleich Luftleitung-Knochenleitung).

▶ Der Normalhörige und der Schallempfindungsschwerhörige (= Innenohrschwerhörige) hören die Stimmgabel *vor* dem Ohr lauter und länger (Rinne-Versuch positiv).

▶ Der Schalleitungsschwerhörige (= Mittelohrschwerhörige) hört *auf dem Warzenfortsatz* lauter und länger (Rinne-Versuch negativ).

Weber-Versuch (Abb. 15 b):
Es wird geprüft, in welchem Ohr der Patient die schwingende und mit dem Stiel auf die Mitte des Schädels aufgesetzte Stimmgabel hört.

▶ Der Normalhörige oder seitengleich Schwerhörige hört die Stimmgabel in beiden Ohren (keine Lateralisation) bzw. in Kopfmitte.

▶ Der einseitig Schallempfindungsschwerhörige (Innenohrschwerhörige) hört den Ton im *besser* hörenden (gesunden) Ohr (Lateralisation ins gesunde Ohr).

▶ Der einseitig Schalleitungsschwerhörige hört den Ton im *schlechter* hörenden (kranken) Ohr (Lateralisation ins kranke Ohr).

▶ Indikation:
Feststellung,

ob eine *Schalleitungsschwerhörigkeit* = Mittelohrschwerhörigkeit vorliegt (z. B. bei Cerumen obturans, Trommelfelldefekt, Mittelohrentzündung oder -verletzung, Tubenkatarrh, Otosklerose),

ob eine *Schallempfindungsschwerhörigkeit* = Innenohrschwerhörigkeit vorliegt (z. B. bei Innenohrentzündungen, Altersschwerhörigkeit, akustischem Trauma, Morbus Menière, Hörsturz, toxischem Innenohrschaden), oder

ob z. B. eine Mittelohrentzündung später durch eine Innenohrentzündung (Labyrinthitis!) kompliziert wird. Der Ton schlägt beim Weber-Versuch dann vom kranken in das gesunde Ohr um.

Genauere Hörprüfungen mit Feststellung der Hörschwellen über Luftleitung und über Knochenleitung bzw. des Tongehörverlustes in den verschiedenen Frequenzen (z. B. für hohe Töne bei Innenohrschwerhörigkeit) und der Stärke des Sprachgehörverlustes sind dem HNO-Arzt durch die tonaudiometrischen und sprachaudiometrischen Untersuchungen möglich (Tonaudiogramm, Sprachaudiogramm). Durch überschwellige audiometrische Messungen läßt sich auch zwischen cochleären (Innenohr-) und retrocochleären (Nerven-) Schwerhörigkeiten differenzieren.
Mit der Ableitung akustisch evozierter Hirnstammpotentiale und Hirnrindenpotentiale (Electric Response Audiometry = ERA) sind objektive Hörprüfungen zur Feststellung der Hörschwelle und eine Aussage über den Sitz der Hörstörung im Bereich der gesamten

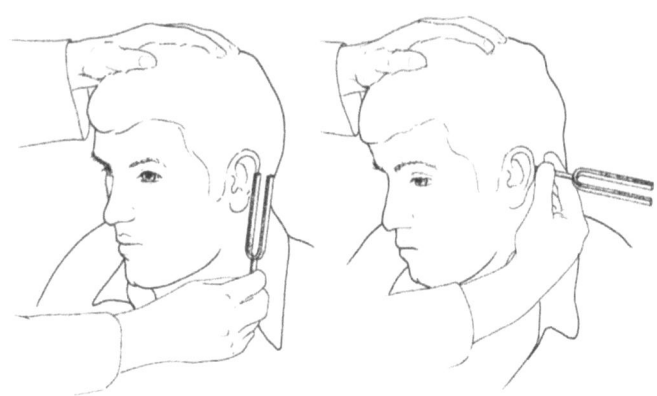

Abb. 15a. Stimmgabelprüfung nach Rinne

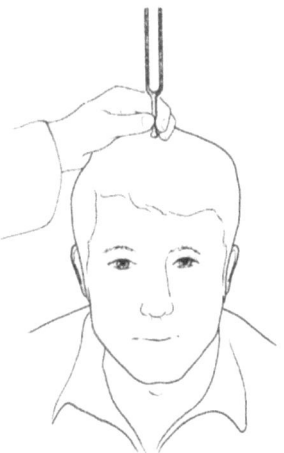

Abb. 15b. Stimmgabelprüfung nach Weber

Hörbahn von den Sinneszellen in der Schnecke bis zur primären Hörrinde durchzuführen. Die Tympanometrie und die Stapediusreflexprüfung geben durch Messung der Impedanzänderungen Auskunft über den Funktionszustand des Trommelfell-Mittelohrapparates bei Schalleitungsschwerhörigkeit.

7. Orientierende Gleichgewichtsprüfung.
N. statoacusticus (VIII), vestibulärer Teil

7.1. Schwindelanamnese

Schwindel hervorgerufen durch eine Erkrankung des Ohrgleichgewichtsorgans (Vestibularorgans) äußert sich in typischer Weise als
- Drehschwindel,
- Liftschwindel,
- Schwankschwindel und kommt

als *Anfallsschwindel* mit Übelkeit und Erbrechen (z. B. Morbus Menière),
als *Dauerschwindel* (z. B. über längere Zeit abklingender Schwindel nach einseitigem Labyrinthausfall)
oder als *Lage-* bzw. *Lagerungsschwindel* vor.

Nicht vestibulärer Schwindel wird als „ohnmachtähnlich", „Schwarzwerden vor den Augen", „Sternchensehen" o. ä. beschrieben und ist eher kreislaufbedingt oder findet sich bei Hirndurchblutungsstörungen. Bei stärkerer körperlicher Bewegung, bei Belastung des Gleichgewichtsapparates und im Dunkeln bei Wegfall der Kontrolle durch das Auge verstärken sich Schwindelbeschwerden.

7.2. Abweichreaktionen

Bei vestibulären Erkrankungen kommt es zu Abweichreaktionen:
- beim Gehen geradeaus mit geschlossenen Augen,
- beim Romberg-Versuch (Stehen mit geschlossenen Augen) und
- beim Unterberger-Tretversuch (Marschieren auf der Stelle mit geschlossenen Augen).

7.3. Nystagmusbeobachtung

Bei vestibulären Erkrankungen tritt ein Nystagmus auf (rhythmische Augenzuckungen mit einer langsamen ziehenden Komponente nach der einen und einer schnellen ruckartigen Komponente nach der anderen Seite). Die Nystagmusrichtung wird nach der *schnellen* Komponente bezeichnet. Der Spontannystagmus wird beim Blick geradeaus, nach rechts, nach links, nach oben und nach unten geprüft. Ein Provokationsnystagmus tritt nach Kopfschütteln, ein Lagerungs- oder Lagenystagmus nach Umlagern von der Rückenlage in die Körperseitenlage auf. Der Nachweis dieser Nystagmusformen bestätigt den Verdacht, daß Schwindelerscheinungen eine vestibuläre Ursache haben.

▶ Indikation: Verdacht auf Erkrankungen des Ohrgleichgewichtsorganes und vestibulären Schwindel (z. B. im akuten Anfall eines Morbus Menière, nach Schädeltraumen, nach Ohrverletzungen, bei Labyrinthitis).

Der HNO-Arzt untersucht den Nystagmus unter der beleuchteten Frenzel-Brille mit Gläsern von 15 Dioptrien, um eine Fixation und damit eine Hemmung des Nystagmus auszuschalten, oder er registriert den Nystagmus elektrisch (Elektronystagmographie). Zur Funktionsprüfung des Ohrgleichgewichtsapparates stehen ihm die rotatorische Prüfung auf dem Drehstuhl und zur Feststellung der Erregbarkeit jedes der beiden peripheren Vestibularorgane die thermische (calorische) Prüfung durch Spülen der Gehörgänge mit kaltem und warmem Wasser bei Nystagmusbeobachtung oder -registrierung während dieser experimentellen Vestibularisprüfungen zur Verfügung.

8. Orientierende Prüfung anderer Hirnnerven bei HNO-Erkrankungen

8.1. N. olfactorius (I)

Eine Anosmie ist anzunehmen, wenn bei einer Riechprüfung stärkere Geruchsstoffe – wie z. B. Kaffee oder Kölnisch Wasser – nicht wahrgenommen werden. Bestehen Zweifel an der angegebenen Anosmie, hält man dem Patienten etwas Ammoniak unter die Nase. Dieser Stoff reizt den Trigeminus und müßte auch bei Anosmie gespürt werden.

Besteht eine Anosmie, empfinden die Patienten häufig auch eine Geschmacksstörung, da vieles, was man zu schmecken glaubt, gerochen wird und bei Ausfall des Riechvermögens nur noch die Geschmacksqualitäten süß, sauer, salzig und bitter „geschmeckt" werden können.

▶ Indikation: Prüfung des Geruchssinns z. B. nach Schädeltraumen, bei Verdacht auf frontobasale Brüche im Nasen-Nebenhöhlenbereich oder bei Verdacht auf contusionelle Hirnschädigung.

Das Geschmacksvermögen kann geprüft werden durch Auftropfen von Zuckerlösung, Salzlösung, Zitronenlösung und – falls vorhanden – Chininlösung (nacheinander rechts und links auf die Zungenoberfläche, dazwischen jeweils Mundspülen).

▶ Indikation: Prüfung des Geschmackssinnes z. B. bei Facialislähmung oder Verdacht auf Acusticusneurinom (Ausfall der Chorda tympani).

8.2. Augenmuskelnerven:
N. oculomotorius (III), N. trochlearis (IV), N. abducens (VI)

Doppelbilder treten während der Bulbusbewegungen auf bei Verdrängung des Augapfels durch Nebenhöhlenentzündungen, Nebenhöhlen- und Nasopharynxtumoren oder bei Nebenhöhlenfrakturen.

8.3. N. trigeminus (V)

Sensibilitätsstörungen im Gesichtsbereich werden mit Wattestäbchen oder einem Stecknadelkopf geprüft und können ebenfalls auftreten bei Nebenhöhlenentzündungen, Nebenhöhlen- und Nasopharynxtumoren oder Nebenhöhlenfrakturen, die den Supra- oder Infraorbitalkanal (1. oder 2. Trigeminusast) betreffen.

8.4. N. facialis (VII)

Stirnrunzeln, Augenschluß, Zähne zeigen, Mundspitzen und Pfeifen sind bei Lähmungen des Gesichtsnerven nicht möglich.
▶ Indikation: Prüfung bei
  Verdacht auf Komplikationen einer Otitis media,
  laterobasalen Brüchen durch den Ohrknochen,
  Zoster oticus,
  Acusticusneurinom,
  Parotisverletzungen oder -malignomen,
  nicht otogener, idiopathischer, sog. rheumatischer Lähmung (Bell).

8.5. N. glossopharyngeus (IX)

Bei einseitiger Lähmung des N. IX (und des N. X) werden das Gaumensegel und die Rachenhinterwand während des „A"-Sagens nach der gesunden Seite hin verschoben (Kulissenphänomen). Bei doppelseitiger Lähmung: Offenes Näseln, beim Schlucken läuft Flüssigkeit aus der Nase.

8.6. N. recurrens des N. vagus (X)

Die Lähmung ist nur bei der Kehlkopfspiegelung zu erkennen. Das gelähmte Stimmband steht zusammen mit dem Aryknorpel bei abwechselnd ausgeführter Phonation („Hi"-sagen lassen) und Respiration (Einatmen) unbeweglich still.
▶ Indikation: Prüfung der Stimmbandbeweglichkeit bei Heiserkeit (bei einseitiger Lähmung) oder Atemnot (bei doppelseitiger Lähmung) und Verdacht auf eine Kehlkopferkrankung oder Schädigung des N. recurrens durch Mediastinaltumoren oder Strumaerkrankungen bzw. Strumaoperationen.
Anmerkung: Bei Lähmung des N. IX und des N. X „Verschlucken" in die Trachea.

8.7. N. hypoglossus (XII)

Bei einseitiger Lähmung weicht die Zunge beim Herausstrecken zur gelähmten Seite ab, da der M. genioglossus der gesunden Seite überwiegt und die Zunge auf der gesunden Seite stärker vorschiebt. Auf der gelähmten Zungenseite kommt es außerdem zu einem Fibrillieren der atrophischen Muskulatur.

9. Halten eines Kindes während der Untersuchung der HNO-Organe

Unruhige Kinder müssen bei der Spiegeluntersuchung, bei der Palpation, bei der Ohrspülung, bei der Entfernung von Fremdkörpern aus Ohr, Nase oder Rachen festgehalten werden, damit der Arzt ungestört von Abwehrbewegungen arbeiten kann.

Ausführung: Eine Hilfsperson oder einer der Eltern nimmt das Kind auf den Schoß, fixiert die Beine des Kindes zwischen den Knien bei überkreuzten Unterschenkeln, hält mit dem rechten Arm die Hände und Arme des Kindes fest und drückt das Kind an sich. Mit der linken Hand und gegebenenfalls mit dem Kinn wird der Kopf des Kindes fixiert (Abb. 16).

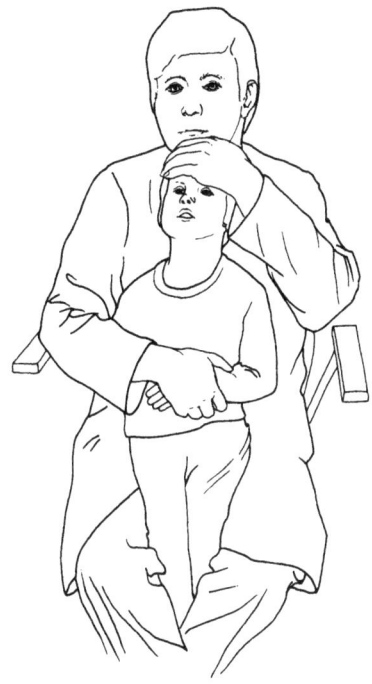

Abb. 16. Halten eines Kindes bei der HNO-Untersuchung

Leitsymptome:
Ohrbeschwerden – Schwerhörigkeit

Unter den für Ohrerkrankungen typischen Symptomen Schmerzen, Absonderung, Schwerhörigkeit, Ohrgeräuschen und Schwindel steht entweder eines ganz im Vordergrund oder ist in bestimmter Weise mit einem der anderen Symptome kombiniert. Von dem führenden Symptom aus, seinem Auftreten und seiner Entwicklung werden im folgenden die häufigsten Krankheitsbilder diagnostiziert, soweit es für den Allgemeinarzt möglich ist, und mit Befund, Differentialdiagnose und Therapie besprochen. Es wird jeweils auf drohende Komplikationen hingewiesen und es werden die entscheidenden Zeichen, die eine Überweisung in hals-nasen-ohrenärztliche Betreuung oder eine Einweisung in eine HNO-Klinik erforderlich machen, aufgeführt.

I. Ohrenschmerzen – „laufendes Ohr" – Schwerhörigkeit

Beherrscht das Symptom Ohrenschmerzen das Krankheitsbild, handelt es sich meist um eine *Entzündung* des äußeren Ohres oder des Mittelohres.

1. Otitis externa

1.1. Gehörgangsfurunkel

Dg.: Der *Schmerz* ist erheblich, wird in den Gehörgangseingang oder den äußeren Abschnitt des Gehörganges lokalisiert und verstärkt sich bei Druck auf den Tragus oder bei Zug an der Ohrmuschel und beim Kauen. Das Einführen des Ohrtrichters ist schmerzhaft. Schwerhörigkeit tritt nur bei völligem Zuschwellen des Gehörganges auf. Die Lymphknoten vor oder hinter dem Ohr können geschwollen und schmerzhaft sein.

Th.: Bei starken Schmerzen zunächst in den Gehörgang Einbringen von Watte oder Mullstreifen, die mit kaltem Wasser oder 70%igem Alkohol angefeuchtet sind (Nachträufeln!). Später Streifen mit antibioticahaltiger Salbe tränken (z. B. Aureomycinsalbe, Jellinsalbe). Bei starker Entzündung Antibiotica per os. Analgetica.

1.2. Gehörgangsekzem

Dg.: Im Vordergrund steht der *Juckreiz*, der Schmerz ist geringer, schmierige *übelriechende Sekretion*. Bei schleimiger Sekretion ist als Ursache eine Mittelohrentzündung anzunehmen (Trommelfellbefund erheben!). Rezidivierende Gehörgangsentzündungen mit Übergreifen auf den Knochen (sog. Otitis externa maligna) finden sich bei Diabetes mellitus.
Th.: Jellinsalbe mit Wattetriller einbringen oder mit der Bajonettpinzette einen salbengetränkten Mullstreifen in den Gehörgang schieben. Bei Verdacht auf Otomykose Myco-Jellin-Creme oder Canesten-Creme.

1.3. Perichondritis der Ohrmuschel

Dg.: Starke *Schmerzen* und Rötung der Ohrmuschel im Knorpelbereich nach Ohrmuschelverletzungen. Verstreichen der Ohrmuschelkonturen.
- Gefahr: Nekrose des Knorpels und Abstoßen von Knorpelteilen. Danach Schrumpfen der Ohrmuschel.

Th.: Durch HNO-Arzt operative Behandlung (Antibiotica).
DD: *Erysipel*: Ohrläppchen und umgebende Haut mitergriffen. Th.: Penicillinbehandlung.

1.4. Erfrierung der Ohrmuschel

Th.: Bei gefühlloser weißer Ohrmuschel vorsichtiges Reiben.
Bei Ödembildung, Jucken und Schmerzen Cortisonsalbe.
Bei Blasenbildung steriles Eröffnen der Blasen.

1.5. Ohrläppchendurchstechung

An den Allgemeinarzt wird gelegentlich der Wunsch herangetragen, Ohrläppchen zur Aufnahme von Ohrringen zu durchstechen.
Ausführung: Es gibt eigens zu diesem Zweck konstruierte sterilisierbare Schnepper, die zunächst eine Hülse in das Ohrläppchen befördern, durch die man dann die Ohrringstange einbringt. – Steht dieses Instrument nicht zur Verfügung, kann das Ohrläppchen auch mit einer Braunüle oder einer geraden chirurgischen Nadel durchstochen werden. Der Ohrring oder ein Platzhalter wird entweder unmittelbar danach eingesetzt, oder man beläßt einen Kunststoffaden vier Wochen lang bis zur Epithelisierung im Ohrläppchen.
Nach unfallbedingt herausgerissenem Ohrring soll das verletzte Ohrläppchen genäht werden. Eine neuerliche Ohrläppchendurchstechung wird an etwas anderer Stelle und erst nach frühestens drei Monaten vorgenommen. Das gleiche gilt, wenn es beim Tragen von Ohrringen zu einer Infektion gekommen ist und sich die frühere Ohrläppchenperforation verschlossen hat.

2. Otitis media

2.1. Akute Mittelohrentzündung

Dg.: Nach einem Allgemeininfekt oder einem Schnupfen rasch stärker werdende, tief im Ohr sitzende stechende oder klopfende *Schmerzen*. Nachlassen der Schmerzen bei Durchbruch des Sekretes durch das Trommelfell. Daraufhin zunächt seröse, später eitrige Sekretion aus dem Gehörgang. Mit Beginn der Erkrankung einsetzende *Schalleitungsschwerhörigkeit* (Rinne-Versuch negativ. Weber-Versuch: Lateralisation ins kranke Ohr).
Bei „Grippeotitis" hämorrhagisches Sekret.

▶ Ohrspiegelung: Trommelfell gerötet, später vorgewölbt, bei Durchbruch pulsierender Reflex meist hinten unten auf dem Trommelfell im Bereich der stecknadelkopfgroßen Perforation. Bei Grippeotitis Blutblasen im Gehörgang und auf dem Trommelfell.

Th.: Penicillin für mindestens 4 Tage. Wärme aufs Ohr (Wärmflasche, Heizkissen, Sollux) wird oft, aber nicht immer schmerzlindernd und angenehm empfunden. Abschwellende Nasentropfen (Otriven, Tyzine) bei gleichzeitigem Schnupfen. Ohrentropfen kaum wirksam. Bei Absonderung Ohrspülung (S. 12). Krankschreibung bei Fieber oder starken Schmerzen. Nach Abklingen der akuten Otitis media ist zur Wiederbelüftung des Mittelohres und zur Normalisierung des Hörvermögens oft eine Tubendurchblasung notwendig (S. 13).
Bei rezidivierenden Otitiden im Kindesalter und vergrößerter Rachenmandel Überweisung an den HNO-Arzt zur Adenotomie.

Perforiert das vorgewölbte Trommelfell nicht spontan, werden aber die Schmerzen stärker und entfiebert der Patient nicht, sowie bei drohenden Komplikationen (erste Zeichen: beginnender Schwindel, Facialisschwäche) Indikation zur

Parazentese:
Bei Kindern in Narkose (dazu Überweisung an HNO-Abteilung). Bei Erwachsenen örtliche Betäubung: Xylocain 4% für 2 Minuten in den Gehörgang einfüllen oder Umspritzen der Ohrmuschel mit einem Lokalanaestheticum. Der Trommelfellschnitt ist in den *unteren* Quadranten auszuführen (Abb. 17). Bei Trommelfellschnitt im hinteren oberen Quadranten besteht die Gefahr einer Gehörknöchelchenluxation und einer Eröffnung des Innenohres. Letzteres wird erkennbar an heftigem Schwindel.

● *Komplikationen* der akuten Otitis media und sofortige *Überweisung* des Patienten in hals-nasen-ohrenärztliche Behandlung bei

▶ *Labyrinthitis*: Plötzlich auftretender erheblicher *Schwindel* mit Übelkeit oder Erbrechen und *Spontannystagmus*. Die Schalleitungsschwerhörigkeit geht in eine *Innenohrschwerhörigkeit* oder *Taubheit* über (beim Weber-Versuch Umschlag der Lateralisation von der kranken zur gesunden Seite).
▶ *Meningitis*: Fieber, Nackensteife, Kopfschmerzen, Erbrechen, Benommenheit, Lichtscheu, Bewußtlosigkeit.
▶ *Facialisparese*: Mundspitzen, Augenschluß, Stirnrunzeln unmöglich.

Achtung:
Mastoiditis (s. u.), falls die akute Otitis media länger als drei Wochen besteht.

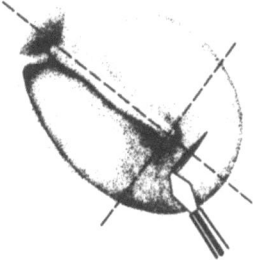

Abb. 17. Paracentese linkes Trommelfell

2.2. Mastoiditis

Knochenzerstörung und eitrige Einschmelzung der Warzenfortsatzzellen (bei nicht ausheilender akuter Otitis media, z. B. auch bei unzureichender antibiotischer Behandlung der akuten Otitis media).
Dg.: 2–3 Wochen nach Beginn der akuten Mittelohrentzündung erneut und verstärkt klopfende *Schmerzen* im Ohr und jetzt auch *Druckschmerz über dem Warzenfortsatz* oder der Warzenfortsatzspitze, vermehrte Sekretion aus dem Gehörgang, Fieberanstieg, Anstieg der BKS. (Nur bei „Mucusotitis" - Erreger Streptococcus mucosus − schleichender und symptomarmer Verlauf und dann überraschend Auftreten weiterer Komplikationen, z. B. Meningitis.)

▶ Ohrspiegelung: Bild der akuten Otitis media und zusätzlich *Einengung des Gehörganges* im hinteren knöchernen Teil (Senkung der hinteren oberen Gehörgangswand).
DD: Gehörgangsfurunkel: Einengung des Gehörganges im äußeren knorpeligen Teil sowie Tragusdruckschmerz und Ohrmuschelzugschmerz.

● *Gefahren* bei Mastoiditis:
▶ Durchbruch der Knocheneiterung durch das Planum mastoideum: retroauriculäre Rötung, Schwellung, Fluktuation, *Abstehen der Ohrmuschel*.

▶ Einbruch in den Sinus sigmoideus und Sinusthrombose: Leitsymptome septische Temperaturen und *Schüttelfrost*.
▶ Einbruch in das Schädelinnere und Meningitis: Leitsymptome *Nackensteife*, Benommenheit, Erbrechen, Lichtscheu.
▶ Einbruch in den Facialiskanal: *Facialisparese*.

Th.: Bei Verdacht auf Mastoiditis mit oder ohne Durchbruch der Eiterung sofort Überweisung zum Hals-Nasen-Ohrenarzt zur Röntgenuntersuchung (Einschmelzung der Zellbälkchen im Warzenfortsatz auf der Röntgenaufnahme nach Schüller) und operativen Behandlung (Mastoidektomie = Antrotomie: retroauriculäre Eröffnung des Warzenfortsatzes und Ausräumen aller Zellen).

2.3. Chronische Mittelohrschleimhauteiterung

= chronische mesotympanale Otitis media.
Harmlos, da ohne Knochenzerstörung.
Dg.: Lange Vorgeschichte mit immer wieder *rezidivierenden Ohreiterungen*, meist nachdem Wasser ins Ohr gekommen ist oder bei Schnupfen. Jeweils am Beginn des Rezidivs mäßige Schmerzen (akute Exacerbation). Die Sekretion ist schleimig-eitrig, geruchlos oder etwas fade riechend. Über lange Zeitabschnitte kann die Sekretion aufhören.
Die *Schalleitungsschwerhörigkeit* besteht schon viele Jahre (Rinne-Versuch negativ. Weber-Versuch: Lateralisation ins kranke Ohr).

▶ Ohrspiegelung: Man erkennt einen größeren Trommelfelldefekt in der Pars tensa bei überall erhaltenem Trommelfellrand (zentraler Trommelfelldefekt, Abb. 18 a) und - bei akuter Exacerbation - eine gerötete Paukenschleimhaut sowie schleimig-eitriges Sekret.

Th.: Bei Sekretion Ohrspülung (S. 12). Antibioticahaltige Ohrtropfen (Leukomycin, Paraxin, Incut) - wenn möglich nach vorherigem Eiterabstrich und Resistenzbestimmung der Keime. Bei trockenem Trommelfelldefekt ohne Eiterung kein Wasser ins Ohr kommen lassen (s. S. 12) und Überweisung an einen operierenden HNO-Arzt zur Trommelfellverschlußplastik (Tympanoplastik).

2.4. Chronische Mittelohrknocheneiterung

= chronische epitympanale Otitis media, Cholesteatomeiterung.
Gefährlich, da mit Knochenarrosion einhergehend und jederzeit Komplikationen möglich sind.
Dg.: Lange Vorgeschichte mit *ständiger geringer Ohreiterung* ohne Schmerzen. Das Sekret stinkt widerlich. Die Stärke der *Schalleitungsschwerhörigkeit* hängt von dem Ausmaß der Knochenzerstörung im Bereich der Gehörknöchelchenkette ab.

▶ Ohrspiegelung: Der Befund ist schwieriger zu erheben als bei der chroni-

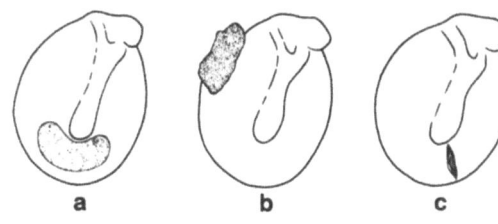

Abb. 18. Trommelfelldefekte. a) zentraler Defekt, b) randständiger Defekt, c) traumatische Ruptur

schen Schleimhauteiterung (2.3), weil der Trommelfelldefekt oft nur klein ist, von Granulationen bzw. einem Granulationspolypen verdeckt sein kann und meist von weißlichen Schuppen überlagert ist (*Cholesteatombildung*: Einwachsen des Plattenepithels vom Gehörgang in das Mittelohr). Als typisches Zeichen der Knocheneiterung reicht der Trommelfelldefekt vorn oder hinten oben bis an den Knochen der Gehörgangswand heran oder liegt in der Pars flaccida des Trommelfells. Der Trommelfellrand ist also *nicht* überall erhalten (randständiger Trommelfelldefekt, Abb. 18b). Läßt sich keine Klarheit über den Trommelfellbefund bekommen, soll der Patient wegen der Komplikationsgefahr unbedingt einem HNO-Arzt vorgestellt werden, der eine Schleimhauteiterung differentialdiagnostisch von einer Knocheneiterung abgrenzen muß.

● Zeichen der bereits eingetretenen *Komplikationen:*
▶ Arrosion des horizontalen knöchernen Bogenganges und *Fistelbildung zum Innenohr*: Schwindel.

Prüfung des *Fistelsymptoms*: Besteht eine Fistel, führt ein Druck mit dem Finger auf den Tragus oder eine Druckerhöhung im Gehörgang mit dem Politzer-Ballon zu *Schwindel* und *Nystagmus*.

▶ Arrosion des knöchernen Facialiskanals und *Facialisparese*: Mundspitzen, Augenschluß, Stirnrunzeln unmöglich.
▶ Arrosion der knöchernen Schale des Sinus sigmoideus und *Sinusthrombose*: Septische Temperaturen und Schüttelfrost.
▶ Arrosion der knöchernen Schädelbasis und *Meningitis*: Fieber, Nackensteife, Benommenheit, Erbrechen, Lichtscheu, Bewußtlosigkeit.
▶ Arrosion der knöchernen Schädelbasis und *Hirnabsceß* (Schläfenlappen, Kleinhirn): Unerwartetes Erbrechen, Kopfschmerzen, Schwindel, Sprachstörung (Aphasie), Ataxie, Stauungspapille.

Th.: Die Behandlung ist operativ, daher Überweisung an Hals-Nasen-Ohrenarzt zur Röntgenuntersuchung über das Ausmaß der Knochenzerstörung (Röntgenaufnahmen nach Schüller, Stenvers, E. G. Mayer) und Operation des Mittelohres (gegebenenfalls Radikaloperation) und möglichst plastischem Wiederaufbau der Gehörknöchelchenkette mit Trommelfellersatz (verschiedene Typen der Tympanoplastik). Mit der *Tympanoplastik* soll ein Abschluß des Gehörganges vom Mittelohr und eine Hörverbesserung durch Verminderung der Schalleitungsschwerhörigkeit erreicht werden.

Nach einer *Radikaloperation* bleibt eine vom Gehörgang aus zugängliche mehr oder weniger große Knochenhöhle im Warzenfortsatz zurück, in der sich Cerumen ansammelt und die bei mangelnder Überhäutung Granulationen zeigt und sezernieren kann.

Th.: Die *Radikaloperationshöhle* muß bei Cerumenansammlung etwa jedes Vierteljahr, bei Sekretion öfter gesäubert werden. Bei Cerumenansammlungen empfiehlt sich zunächst die Einlage eines Wattebausches mit Paraffinöl oder Glycerin, um die Krusten aufzuweichen. Am nächsten Tag lassen sie sich leicht mit Wattetriller und Curette entfernen. Bei Sekretion sind außerdem das Einträufeln von antibioticahaltigen Ohrtropfen (Leukomycin, Paraxin, Incut) oder das Einstäuben von antibioticahaltigem Puder (Terramycin-Puder) sinnvoll. Kein Wasser in die Höhle kommen lassen, beim Baden Verschluß des Gehörganges mit gefetteter Watte.

Achtung: Bei jeder akuten Mittelohrentzündung, die nach 2–3 Wochen nicht abgeheilt ist und bei jeder chronischen Mittelohrknocheneiterung (Cholesteatomeiterung), die sich durch stinkendes Sekret anzeigt, Überweisung an einen HNO-Arzt, weil Komplikationsgefahren bestehen!

● Eingetretene *Komplikationen* erkennt man an:
▶ Warzenfortsatzdruckschmerz,
▶ stärkeren einseitigen Kopfschmerzen,
▶ Schwindel (Übelkeit, Erbrechen),
▶ Nystagmus,
▶ Ertaubung,
▶ Gesichtsnervenlähmung (Facialisparese),
▶ septischen Temperaturen (Schüttelfrost),
▶ Benommenheit (Bewußtlosigkeit),
▶ Nackensteife.

3. Zoster oticus

Erkrankung durch neurotropes Zostervirus.
Dg.: Führendes Symptom ist der stechende *Ohrschmerz.* Es kommt einseitig in der Ohrmuschel und im Gehörgang zu *Bläschenbildungen,* die erst nässen und später verkrusten. Der VII. und VIII. Hirnnerv sind einzeln oder insgesamt betroffen (Neuritis) und zeigen Funktionsausfälle:
▶ Facialisparese: Mundspitzen, Lidschluß, Stirnrunzeln unmöglich.
▶ Schallempfindungsschwerhörigkeit: Rinne-Versuch positiv, also Luftleitung lauter als Knochenleitung. Beim Weber-Versuch wird der Ton ins gesunde Ohr lateralisiert.

▶ Schwindel als Zeichen der Vestibularisstörung: Spontannystagmus zur gesunden Seite (Ausfallsnystagmus).

Die Prognose für eine Funktionswiederkehr ist nicht günstig. Defektheilungen, falls keine Restitutio innerhalb von 4 Wochen.

Th.: Zur Sicherung der Diagnose durch eingehende Hör- und Gleichgewichtsprüfungen Überweisung an einen HNO-Arzt (Liquoruntersuchung, Virusserologie). Bis dahin Vitamin-B-Komplex, Antineuralgica, gegen Schwindel Vomex A, bei Sekundärinfektion der Bläschen Antibioticasalbe (Terramycin-Salbe).

II. Ins Ohr ausstrahlende Schmerzen ohne Schwerhörigkeit = Otalgie

Bei normalem Spiegelbefund an Gehörgang und Trommelfell und Stichen im Ohr muß differentialdiagnostisch an Erkrankungen der Nachbarorgane gedacht werden:
▶ Rachenentzündungen (Tonsillitis, Peritonsillarabsceß, Seitenstrangentzündung),
▶ Zahnerkrankungen (Dentitio difficilis),
▶ Erkrankungen des Kiefergelenks (Arthrose),
▶ Parotiserkrankungen (Parotitis),
▶ Zungengrunderkrankungen (Malignome),
▶ Kehlkopferkrankungen (Perichondritis, Malignome),
▶ Halslymphknotenerkrankungen (Lymphadenitis, Tumormetastasen),
▶ Neuralgien Nn. V, IX und X,
▶ Halswirbelsäulenveränderungen.

III. Ohrblutung

Blutungen im Bereich der Ohrmuschel oder Blutungen aus dem Gehörgang entstehen durch ein Trauma. Differentialdiagnostisch ist bei *hämorrhagisch gefärbtem Sekret* an eine „Grippeotitis" (Schmerzen!) oder an ein Malignom im Gehörgang bzw. Mittelohr (kaum Schmerzen!) zu denken. Nicht jede traumatische Blutung wird allerdings ohne weiteres sichtbar. Daher sind bei jeder Verletzung der Ohrregion eine genaue Untersuchung einschließlich einer Ohrspiegelung und orientierende Funktionsprüfungen erforderlich.

1. Ohrmuschelverletzungen

1.1. Ohrmuscheleinriß

Ursache: Verkehrs- und Arbeitsunfälle, Biß, Stich, Rauferei.
Th.: In örtlicher Betäubung (durch Umspritzen der Ohrmuschel) möglichst rasche primäre Naht der Weichteile (Perichondrium/Haut). Nur sparsame Excision auch bereits teilweise abgelöster Gewebe, weil eine gute Heilungstendenz besteht und Substanzdefekte später zur Entstellung der Ohrmuschel führen. Verband unter leichtem Druck. Antibiotica. Bei Mitverletzung der Gehörgangshaut Einbringen von Salbentampons in den Gehörgang, um spätere narbige Strikturen zu vermeiden.

- Gefahr: Perichondritis (S. 23). Bei Auftreten von Schmerzen Überweisung an HNO-Arzt.

1.2. Othämatom

Ursache: Durch stumpfe, abscherende Gewalteinwirkung (Ringer, Lastträger, Liegen auf der umgeklappten Ohrmuschel) kommt es zu einem blutig-serösen Erguß zwischen Perichondrium und Knorpel an der Vorderfläche der Ohrmuschel. Die prallelastische fluktuierende Schwellung ist nicht schmerzhaft. Weil keine Verletzung der deckenden Haut vorliegt, besteht auch keine sichtbare Blutung. Bei Nichtbehandlung bindegewebige Organisation und spätere Verunstaltung der Ohrmuschel (Blumenkohlohr).
Th.: Punktion unter strenger Asepsis (Abb. 19) und Druckverband. Bei Rezidiven Überweisung an HNO-Arzt zur operativen Behandlung.

- Gefahr: Bei Infektion (u. U. auch iatrogen durch Punktion) Perichondritis (S. 23).

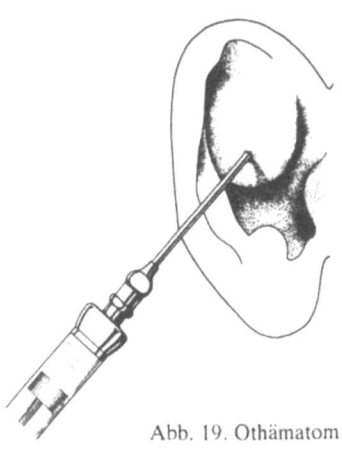

Abb. 19. Othämatom

2. Gehörgangsverletzungen

Sie sind schmerzhaft und kommen gelegentlich beim Reinigen der Gehörgänge mit spitzen Gegenständen vor. Die Verletzung erlangt aber erst eine Bedeutung, wenn das Trommelfell dabei durchstoßen wird (Pfählungsverletzung s. u. 3.1.).

2.1. Fremdkörper

Vor allem bei Kindern (Kugeln, Erbsen, Spielzeugteile, Korngranne, Watte u. a.). Fremdkörper führen zur Gehörgangsverletzung meist erst durch ungeschickte Extraktionsversuche.
Th.: Zunächst Ohrspiegelung und feststellen, welcher Art der Fremdkörper ist. Ohrwattestopfen, Papier oder andere weiche Gegenstände mit der Pinzette fassen und herausziehen. Alle anderen Fremdkörper, insbesondere Kugeln, *nicht* versuchen, mit einer Pinzette zu greifen, da sie dabei abrutschen und tiefer in den Gehörgang gelangen. Sie können sich im knöchernen Gehörgang verkeilen (starke Schmerzen!) und u. U. das Trommelfell verletzen.
Entfernung dieser Fremdkörper am besten durch *Ohrspülung* (s. S. 12). Eine Ohrspülung darf jedoch nur bei geschlossenem Trommelfell durchgeführt werden. Hat der Fremdkörper zu einer Verletzung und Blutung geführt und muß mit einer Trommelfellverletzung gerechnet werden oder gibt der Patient an, schon vor der Verletzung ein Trommelfelloch gehabt zu haben, *keine* Spülung.
Bei vermutetem Trommelfelldefekt oder falls es nicht gelingt, den Fremdkörper – ohne Schmerzen zu verursachen – mit einer Ohrcurette zu entfernen, Überweisung an HNO-Arzt zur instrumentellen Extraktion (gegebenenfalls in Narkose).

2.2. Fraktur der Gehörgangsvorderwand

Sie entsteht bei Sturz aufs Kinn durch Eintreiben des Kiefergelenksköpfchens in den Gehörgang.
Dg.: *Blutung* aus dem Gehörgang und Schmerzen beim Mundöffnen und Kauen.
DD: Bei Ohrblutung stets an Felsenbeinlängsfraktur (S. 33) denken.
Th.: Da durch das Blut im Gehörgang meist nicht ausgemacht werden kann, ob das Trommelfell intakt ist oder ob eine Schädelbasisfraktur vorliegt, Überweisung zum HNO-Arzt zur Abklärung. Bestätigt sich dann lediglich die Gehörgangsvorderwandfraktur, Versorgung gemeinsam mit dem Kieferchirurgen.
● Gefahr: Unbehandelt droht später eine Gehörgangsstenose.

3. Trommelfellverletzungen

Sie kommen als *gefährliche direkte* Verletzungen (Pfählungsverletzungen) und als relativ *harmlose indirekte* Verletzungen (Überdruckrupturen) vor.

3.1. Pfählungsverletzungen

Dg.: Das Durchstoßen des Trommelfelles mit einem spitzen Gegenstand (Stricknadel, Streichholz, Ohrcurette, Bleistift, Ästchen, Strohhalm u. ä.) ist *sehr schmerzhaft* und führt sofort zu einer *Schalleitungsschwerhörigkeit* = Mittelohrschwerhörigkeit: Rinne-Versuch negativ, beim Weber-Versuch Lateralisation ins verletzte Ohr.
▶ Ohrspiegelung: *Blutung* in der Tiefe des Gehörganges und auf dem Trommelfell. Trommelfelldefekt mit gezackten Rändern.
● Gefahr:
▶ Bei Infektion der Mittelohrschleimhaut durch den Fremdkörper traumatische Otitis media.
▶ Bei einer *Luxation des Amboß* besonders starke Schwerhörigkeit.
▶ Bei einer *Luxation des Steigbügels* Eröffnung des Innenohres und vorübergehend *Schwindel* mit Nystagmus.
▶ Bei *Eindringen des Fremdkörpers ins Innenohr* heftiger *Schwindel* mit Nystagmus und Gefahr des Innenohrausfalles mit *Taubheit* (beim Weber-Versuch Lateralisation ins gesunde Ohr). Folgen u. U. Labyrinthitis und Meningitis.
Th.: Wegen der möglichen ernsten Komplikationen sollte jede Pfählungsverletzung des Ohres sofort steril abgedeckt und der Patient – mit Antibiotica versorgt – dem HNO-Arzt vorgestellt werden. *Niemals Ohrspülung!*

Der HNO-Arzt wird im allgemeinen eine operative Revision mit Entfernung von Fremdkörperteilen und sofort oder später eine Trommelfellplastik vornehmen.
Überweisung an den HNO-Arzt auch bei einer *Schweißperlen*verletzung (einer direkten Trommelfellverletzung beim Schweißen durch glühende Metalltröpfchen, die sich in den Gehörgang einbrennen oder das Trommelfell durchschlagen und in die Paukenhöhle gelangen. Im Anschluß daran entwickelt sich stets eine Otitis media).

3.2. Überdruckrupturen

Ein Überdruck im Gehörgang, der zum „Platzen" des Trommelfelles führt, entsteht z. B. durch eine Ohrfeige (Schlag mit der flachen Hand auf das Ohr), durch Aufschlagen mit dem Ohr auf die Wasseroberfläche, durch Tauchen und durch Explosionen.

Dg.: Beim Zerreißen des Trommelfelles wird ein kurzer stechender *Schmerz* und ein *Knall* im Ohr verspürt. Es besteht sofort ein dumpfes Gefühl und eine *Schalleitungsschwerhörigkeit* auf diesem Ohr (Rinne-Versuch negativ. Weber-Versuch: Lateralisation ins verletzte Ohr).

● Gefahr: Dringt beim Tauchen kaltes Wasser durch den Trommelfelldefekt ins Mittelohr ein, kann es zu einem vestibulären Reiz und zu Schwindel mit Verlust der Orientierung unter Wasser kommen (Gefahr des Ertrinkens).

▶ Ohrspiegelung: Der Trommelfellriß ist meist schlitzförmig mit Blutspuren in der Umgebung (Abb. 18c, S. 27). Nachweis des geplatzten Trommelfelles: Beim Valsalva-Versuch (Patient hält sich die Nase zu und preßt Luft in die Nase und damit durch die Tuben in das Mittelohr beiderseits) entweicht die Luft zischend durch das perforierte Trommelfell (Nicht bei Schnupfen durchführen!)

Th.: Schlitzförmige Trommelfellrisse heilen von selbst. Ohr steril verbinden. *Niemals Ohrspülung!* Bei Verdacht auf Mittelohrinfektion durch eingedrungenes Wasser Antibiotica per os (Penicillin). Umgeschlagene Perforationsränder müssen vom HNO-Arzt unter dem Operationsmikroskop aufgerichtet werden, damit kein Dauerdefekt im Trommelfell zurückbleibt.

4. Felsenbeinfrakturen

Ursache: Schädeltraumen bei Verkehrs- und Arbeitsunfällen. Alle Brüche des Ohrknochens (laterobasale Frakturen) sind Schädelbasisbrüche mit der Gefahr einer aufsteigenden Infektion (Meningitis!)

4.1. Längsfraktur

Dg.: Das wichtigste Zeichen ist die *Blutung aus dem Gehörgang*, weil die Fraktur in den Trommelfellrahmen – meist ist der hintere obere knöcherne Gehörgang betroffen – einstrahlt und das Trommelfell zerreißt. Ist es durch Knochenverschiebungen zu einer Duraverletzung gekommen, fließt außer Blut noch *Liquor aus dem Gehörgang* ab. Es besteht eine *Schalleitungsschwerhörigkeit* = Mittelohrschwerhörigkeit: Rinne-Versuch negativ, beim Weber-Versuch Lateralisation ins verletzte Ohr. Das Innenohr ist im allgemeinen nicht verletzt.

Eine *Facialislähmung* besteht in 20% der Fälle: Mundspitzen, Augenschluß, Stirnrunzeln unmöglich. Für die Therapie der Lähmung ist es wichtig, daß der erstbehandelnde Arzt auf der Überweisung vermerkt, ob es sich um eine primäre, sofort bei der Verletzung einsetzende, oder um eine sekundäre, nach Stunden oder Tagen auftretende Facialislähmung gehandelt hat. Bei der primären Lähmung muß mit einer Zerreißung oder schweren Schädigung des Nerven gerechnet werden, die u. U. einer baldigen operativen Intervention bedarf. Eine sekundäre Lähmung beruht auf einer Blutung in den Facialiskanal oder einem Ödem der Nervenscheide mit Druck auf den Nerven und bildet sich im allgemeinen von selbst zurück.

▶ Ohrspiegelung: Das Trommelfell und die Fraktur der knöchernen Gehörgangswand sind wegen der frischen Blutung oder der Blutcoagula fast nie zu erkennen. *Keine Säuberung, keine Manipulationen im Gehörgang, niemals Ohrspülung!*

Th.: Ohr steril abdecken. Patienten – antibiotisch versorgt – in eine HNO-Klinik einweisen zur Röntgenuntersuchung (Röntgenaufnahmen nach Schüller, E. G. Mayer, Stenvers). Im allgemeinen konservative Behandlung. In Einzelfällen bei gegebener Indikation und Komplikationen operative Versorgung, z. B. bei Meningitis, anhaltendem Liquorfluß, Facialisparese, Gehörknöchelchenluxation oder -fraktur.

Achtung: Bemerkt der erstbehandelnde Arzt nach einem stumpfen Schädeltrauma eine *Blutung* aus dem Ohr und eine Schwerhörigkeit mit Lateralisation des Stimmgabeltones beim Weber-Versuch ins verletzte Ohr, muß der Verdacht auf einen Felsenbeinlängsbruch (Schädelbasisbruch) bestehen.

4.2. Querfraktur

Dg.: Da das Trommelfell nicht zerstört wird, kommt es zu *keiner* Blutung aus dem Gehörgang, sondern lediglich zu einer Blutung in die Paukenhöhle (*Hämatotympanon*).

Sie kann nur bei der
▶ Ohrspiegelung an dem *tiefblauen Trommelfell* erkannt werden. Im Gegensatz zum Felsenbeinlängsbruch ist hier das Innenohr von der Fraktur zerstört, und es bestehen eine *Taubheit* und *starker Schwindel mit Nystagmus* durch Ausfall des Hör- und Gleichgewichtsorganes.

Eine *Facialisparese* tritt in 50% der Fälle auf, meist sofort beim Unfall (primäre Lähmung).

Th.: Einweisung in eine HNO-Klinik zur Röntgenuntersuchung und Überwachung möglicher Komplikationen.

Achtung: Findet der erstbehandelnde Arzt nach einem stumpfen Schädeltrauma, *ohne* daß es zu einer *Blutung aus dem Ohr* gekommen ist, einen *Nystagmus* und eine *Schwerhörigkeit* (oder Taubheit) mit Lateralisation des Stimmgabeltones beim Weber-Versuch ins gesunde Ohr, muß der Verdacht auf einen Felsenbeinquerbruch (Schädelbasisbruch) bestehen.

IV. Schwerhörigkeit – Druckgefühl im Ohr

Beherrscht das Symptom Schwerhörigkeit das Bild, fehlen aber Schmerzen, Ohrsekretion oder Schwindel und empfindet der Patient zu der Schwerhörigkeit lediglich einen gewissen Druck im Ohr, so liegt *keine* entzündliche Erkrankung vor. Es kommen dann einige Krankheitsbilder mit typischer Vorgeschichte in Frage. Entscheidend für die Beurteilung des Sitzes der Erkrankung ist der Trommelfellbefund und die Feststellung, ob eine Schalleitungs- oder Schallempfindungsschwerhörigkeit besteht (Stimmgabelversuche nach Rinne und Weber).

1. Schalleitungsschwerhörigkeit = Mittelohrschwerhörigkeit

1.1. Cerumen obturans

Typische Vorgeschichte: Die Schwerhörigkeit tritt auf, nachdem Wasser in den Gehörgang gekommen ist (Duschen, Baden, Schwimmen). Dadurch quillt das Ohrenschmalz, und der Patient bemerkt, sobald der Gehörgang völlig verlegt ist – aber auch erst dann –, eine Hörstörung und einen Druck im Ohr.
▶ Ohrspiegelung: Ein braunschwarzer Pfropf im Gehörgang verhindert den Aufblick auf das Trommelfell.
Schalleitungsschwerhörigkeit: Rinne-Versuch negativ. Beim Weber-Versuch Lateralisation ins kranke Ohr.
Th.: Ohrspülung (S. 12). Bei festsitzendem Pfropf vorher aufweichen mit Paraffinöl, Glycerin oder Cerumenex. Nicht spülen, wenn der Patient auf Befragen angibt, daß er ein Trommelfelloch hat. Der Ohrschmalzpfropf muß dann mit einer Curette (Abb. 6a, S. 7) entfernt werden.

1.2. Tubenkatarrh

Ursache: Schwellung der Tubenschleimhaut mit Verlegung des Tubenlumens und Resorption der Luft aus der Paukenhöhle. Infolge des entstehenden Unterdruckes im Mittelohr kann sich ein Mittelohrerguß bilden. Bei Kindern Tubenventilationsstörungen durch vergrößerte Rachenmandel.
Typische Vorgeschichte: Die Schwerhörigkeit tritt während einer „Erkältung", einem Schnupfen oder einer Grippe auf. Das Ohr „fällt zu". Mit der Schwerhörigkeit verbunden ist ein dumpfer Druck im Ohr oder – bei gleichzeitigem Mittelohrerguß – das Gefühl, Wasser im Ohr zu haben. Bei Kindern nicht selten Schleimansammlung im Mittelohr (Mukotympanon, „Leimohr").
▶ Ohrspiegelung: Das Trommelfell ist retrahiert: der Hammergriff erscheint verkürzt, der kurze Hammerfortsatz springt vor, der Lichtreflex liegt nicht

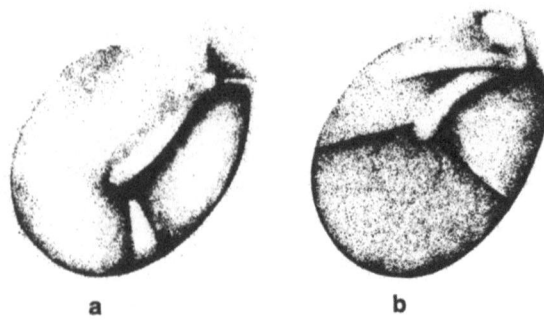

Abb. 20. Trommelfell. a) normales Trommelfell, b) retrahiertes Trommelfell mit Mittelohrerguß

an typischer Stelle. Bei Sekretansammlung in der Pauke sieht man ein gelbliches Exsudat mit einer Sekretspiegelbildung durch das Trommelfell hindurchscheinen (Abb. 20). Bei einem „Leimohr" ist das Trommelfell matt, milchig, mit Gefäßzeichnung und etwas vorgewölbt.
Schalleitungsschwerhörigkeit: Rinne-Versuch negativ, beim Weber-Versuch Lateralisation ins kranke Ohr.
Th.: Politzer-Behandlung (S. 13). Bei Schnupfen abschwellende Nasentropfen (Otriven, Nasivin, Tyzine). Bei Erguß Wärmebestrahlung des Ohres zur Förderung der Resorption. Wird das Ohr nach der Tubendurchblasung nicht frei und bessert sich die Schwerhörigkeit nicht, Überweisung zum HNO-Arzt (dort Tubenkatheter, bei Erguß oder „Leimohr" Trommelfellschnitt oder Paukendrainage durch Einlegen eines Kunststoffröhrchens in das Trommelfell für einige Wochen oder Monate, bei Kindern mit „Leimohr" und vergrößerter Rachenmandel zusätzlich Adenotomie).
DD: *Hörsturz:* Hierbei nicht Schalleitungsschwerhörigkeit sondern Schallempfindungsschwerhörigkeit! (S. 37).

1.3. Barotrauma (Aero-Otitis media)

Ursache: Erhöhung des Außendruckes und durch erhöhten Gewebsdruck Zusammenpressen und Verschluß der Tube und Entstehen eines relativen Unterdruckes im Mittelohr.
Typische Vorgeschichte: Die Schwerhörigkeit tritt während oder nach der Landung des Flugzeuges, beim Abstieg mit der Seilbahn, bei der Autofahrt vom Paß ins Tal oder beim Tauchen auf. Das Druckgefühl im Ohr kann sich bei schneller Außendruckerhöhung zu Stichen und Schmerzen im Ohr steigern. Oft sind beide Ohren betroffen. Die Beschwerden setzen besonders rasch und heftig ein, wenn das Barotrauma während einer Erkältung auftritt.

▶ Ohrspiegelung: Das Trommelfell ist retrahiert und durch Füllung der Gefäße oft auch gerötet oder bei Platzen der Gefäße blutig imbibiert (Schröpfkopfwirkung).
Schalleitungsschwerhörigkeit: Rinne-Versuch negativ. Beim Weber-Versuch, da meist beide Ohren betroffen sind, keine Lateralisation; bei einseitigem Barotrauma Lateralisation ins kranke Ohr.
Th.: Politzer-Behandlung (S. 13) und abschwellende Nasentropfen wie bei der Behandlung des Tubenkatarrhs, um die Tube zu öffnen und für Druckausgleich zu sorgen.
Der Patient kann einem Barotrauma vorbeugen, wenn er bei den ersten Anzeichen (Druck in den Ohren beim Flugzeugabstieg) schluckt oder die Tube und das Mittelohr durch den Valsalva-Versuch belüftet: Nase zuhalten und kräftig Luft in die Nase drücken.

2. Schallempfindungsschwerhörigkeit = Innenohrschwerhörigkeit

2.1. Hörsturz (akuter Hörverlust)

Typische Vorgeschichte: Die Schwerhörigkeit tritt ganz plötzlich ein und ist einseitig. Der Patient hat das Gefühl, Watte im Ohr zu haben, gelegentlich empfindet er dabei ein Sausen. In der Vorgeschichte fehlen Erkältung oder Außendruckänderung. Ohne Untersuchung wird das Krankheitsbild oft fälschlich als Cerumen oder Tubenkatarrh gedeutet. *Kein* Schwindel!
Dg.: Entscheidender Befund und Diagnosestellung beim Hörsturz: Bei normalem Trommelfell einseitige *Schallempfindungsschwerhörigkeit:* Beim Weber-Versuch Lateralisation ins gesunde Ohr, Rinne-Versuch positiv. Die Töne werden über Luftleitung auf dem kranken Ohr oft nicht nur leiser, sondern auch in anderer Frequenz gehört (Diplakusis). (Bei hochgradiger einseitiger Schallempfindungsschwerhörigkeit und Normalhörigkeit auf dem anderen Ohr kann ein negativer Rinne-Versuch auf dem kranken Ohr vorgetäuscht werden: Der Knochenleitungston wird vom kranken Ohr über den Schädelknochen zum gesunden Ohr geleitet und wird so lauter empfunden als der Luftleitungston auf dem kranken Ohr.)
Th.: Da als Ursache eine Durchblutungsstörung angenommen wird, kann eine sofort einsetzende Behandlung zur Wiedergewinnung des Hörvermögens führen. *Jeder Tag Verzögerung verschlechtert die Prognose.* Der Allgemeinarzt trägt deshalb bei der Erkennung des Krankheitsbildes eine besondere Verantwortung. Beste Aussichten bestehen bei *sofortiger* Einweisung und stationärer Behandlung mit intensiver Durchblutungsförderung: Stellatumblockaden, Infusionen von Rheomacrodex oder HAES und Complamin, Dusodril oder Ronicol o. ä. Eine *ambulante* Behandlung allein mit gefäßerweiternden Tabletten (z. B. Complamin retard 3×1 Drag. täglich oder Dusodril retard 3×1 Tabl. täglich) ist weniger wirksam. Hypotonie behandeln!

2.2. Altersschwerhörigkeit

Typische Vorgeschichte: Die Schwerhörigkeit beginnt zwischen dem 60. und 70. Lebensjahr und nimmt ganz allmählich auf beiden Ohren zu. Die Patienten klagen darüber, daß sie hohe Frequenzen (Vogelgezwitscher, Türklingel) nicht mehr hören und Frauenstimmen oder in Gesellschaft bzw. bei Konferenzen, sobald mehrere Personen auf einmal reden, schlecht verstehen können („Cocktailpartyeffekt"). Gelegentlich Ohrgeräusche.

Dg.: Normales Trommelfell und *seitengleiche* Schallempfindungsschwerhörigkeit: Deshalb beim Weber-Versuch keine Lateralisation, Rinne-Versuch positiv.

Th.: Bei erheblicher Höreinschränkung Überweisung zum HNO-Arzt zur Frage einer Hörgeräteanpassung. Ohrgeräusche möglichst verdrängen oder daran gewöhnen, da medikamentöse Behandlung wenig aussichtsreich.

2.3. Angeborene Schwerhörigkeit und Taubheit

Typische Vorgeschichte: Die Kinder reagieren nicht auf Geräusche und lernen nicht sprechen (bei Taubheit) oder entwickeln Sprachfehler (z. B. monotones Sprechen oder Lispeln bei Schwerhörigkeit).

Dg.: Orientierende Hörprüfung bei Kleinkindern durch Erzeugen von Geräuschen unbemerkt hinter dem Kind (Händeklatschen, Tellerklappern, Papierknistern, Schnarren) und beobachten, ob das Kind zwinkert oder die Augen bzw. den Kopf wendet. Kann im Rahmen von Vorsorgeuntersuchungen bei Kleinkindern durchgeführt werden. Genauere pädaudiologische Untersuchung in HNO-Kliniken (Tonaudiometrie, Reflexaudiometrie, Sprachaudiometrie, objektive Audiometrie).

Betreuung der Kinder durch Zusammenarbeit zwischen HNO-Arzt, Pädaudiologen, Schwerhörigenkindergarten, Schwerhörigen- bzw. Gehörlosenschule. Bei Schwerhörigkeit beiderseits – auch wenn nur Hörreste bestehen – ist die Anpassung eines Hörgerätes nach dem 1. oder 2. Lebensjahr zur Sprachanbildung erforderlich. Bei angeborenen Schalleitungsschwerhörigkeiten beiderseits durch Mißbildungen des äußeren Ohres (Gehörgangsatresie) oder des Mittelohres (Gehörknöchelchenmißbildungen) kommen gehörverbessernde Operationen ab dem 5. oder 6. Lebensjahr in Frage.

▶ Hinweis: Bei Ohrmuschelmißbildungen (*abstehende Ohrmuscheln*) Überweisung des Kindes zum HNO-Arzt. Die Ohrmuschelplastik soll vor der Einschulung durchgeführt werden. Der kleine Eingriff erspart den Kindern manche Hänselei!

V. Schwerhörigkeit und Ohrgeräusche

Beherrscht das Symptom Schwerhörigkeit zusammen mit Ohrgeräuschen das Beschwerdebild, wobei das eine oder das andere Symptom führend sein kann, kommen – auch hier wieder mit typischer Vorgeschichte – folgende Krankheiten in Frage:

1. Otosklerose

Ursache: Knochenumbauprozesse im Bereich des Labyrinthknochens mit Fixation des Steigbügels im ovalen Labyrinthfenster und dadurch Behinderung der Schallzuleitung zum Innenohr.
Typische Vorgeschichte: Die Schwerhörigkeit beginnt zwischen dem 20. und 40. Lebensjahr – häufiger bei Frauen als bei Männern – zunächst einseitig und nimmt allmählich zu. Schwangerschaften verstärken die Schwerhörigkeit auffallend. Die Schwerhörigkeit ist verbunden mit Ohrgeräuschen von tiefer Frequenz (Sausen). Keinerlei Schmerzen.
Dg.: Normales Trommelfell und einseitige Schalleitungsschwerhörigkeit: Rinne-Versuch negativ, beim Weber-Versuch Lateralisation ins schwerhörige Ohr.

Th.: Überweisung zum operierenden HNO-Arzt, da bei erhaltener Innenohrfunktion durch eine gehörverbessernde Operation sehr gute Aussichten auf einen erheblichen Hörgewinn bestehen (Steigbügelplastik mit operativer Eröffnung des ovalen Fensters und Ersatz des fixierten Steigbügels durch alloplastisches Material und damit Normalisierung der Schallübertragung zum Innenohr).
Bei beeinträchtigter Innenohrleistung oder anderen Gegenindikationen zur Operation ist die Anpassung eines Hörgerätes angezeigt.

2. Akustisches Trauma

Ursache: Knall (Gewehrschuß), Lärmarbeit, Explosion, stumpfes Schädeltrauma.
Typische Vorgeschichte: Unmittelbar nach der Schalleinwirkung Hörstörung und hohe Ohrgeräusche (Pfeifen, Singen). Die Patienten haben ein Taubheitsgefühl. Die Beschwerden bessern sich innerhalb einiger Stunden, verschwinden aber oft nicht ganz. Vor allem nach wiederholter Lärmeinwirkung (z. B. bei jahrelanger Lärmarbeit in Kesselschmieden, an Webstühlen u. a. bei Lärm über 85–90 dB (A)) bleibt schließlich eine Schwerhörigkeit für die Dauer zurück („Lärmschwerhörigkeit").
Dg.: Bei Knalltrauma und Lärmschwerhörigkeit normales Trommelfell und Schallempfindungsschwerhörigkeit: Rinne-Versuch positiv, beim Weber-Versuch Lateralisation ins besser hörende Ohr.

Beim Explosionstrauma kann das Trommelfell zerrissen sein (S. 33) und eine Schalleitungsschwerhörigkeit zusätzlich bestehen: Rinne-Versuch negativ, beim Weber-Versuch Lateralisation ins schwerhörige Ohr.
Th.: Keine wirkungsvolle Therapie möglich.
Bei Verdacht auf bleibenden Schallschaden Überweisung zum HNO-Arzt zur audiometrischen Kontrolle des Befundes.
Bei Lärmarbeit ist für Schallschutz als Prophylaxe zu sorgen (Gehörschutzwatte, Ohrstöpsel, Ohrkappen, Schutzhelm). Für Lärmarbeiter sind Einstellungs- und Überwachungsuntersuchungen vorgeschrieben, um einen Lärmschaden frühzeitig erkennen zu können. Die Lärmschwerhörigkeit ist als Berufskrankheit bei der Berufsgenossenschaft anzeigepflichtig und wird bei entsprechender Minderung der Erwerbsfähigkeit (MdE = 20%) entschädigt, u. U. muß der Arbeitsplatz gewechselt werden.

3. Toxische Innenohrschäden

Typische Vorgeschichten:
- ▶ Plötzliche Ertaubung während einer Mumpserkrankung.
- ▶ Zunehmende Schallempfindungsschwerhörigkeit während der Medikation von ototoxischen Medikamenten bei gleichzeitig vorliegender Einschränkung der Nierenfunktion. Zu den ototoxischen Medikamenten gehören die Antibiotica Streptomycin, Neomycin, Kanamycin und Gentamycin (Refobacin) sowie Chinin, Salicylsäure, Furosemid und Etacrynsäure (Diuretica).
- ▶ Schwerhörigkeit nach Vergiftung mit Kohlenmonoxyd oder Benzol.

Dg.: Normales Trommelfell und Schallempfindungsschwerhörigkeit (Rinne-Versuch positiv, beim Weber-Versuch Lateralisation ins besser hörende Ohr oder keine Lateralisation bei seitengleicher Schwerhörigkeit), bei Mumpserkrankung einseitige Taubheit. Die Hörstörung ist meist mit pfeifenden Ohrgeräuschen verbunden. Gelegentlich vestibuläre Schwindelerscheinungen.
Prophylaxe: Während der Behandlung mit ototoxischen Antibiotica Überprüfen des Hörvermögens - am besten durch wöchentliche Audiogrammkontrollen beim HNO-Arzt. Bei zunehmender Schwerhörigkeit möglichst ototoxische Substanzen absetzen.

4. Kreislaufbedingte Ohrgeräusche

Stehen Ohrgeräusche im Vordergrund der Beschwerden, während die Schwerhörigkeit weniger stört, und klagen die Patienten über taumeliges Gefühl, schwindelähnliche Zustände beim Aufstehen oder Bücken und Flimmern vor den Augen ohne eigentlichen Drehschwindel, dann sind eingehende Untersuchungen der Herz-Kreislaufsituation, insbesondere des Blutdruckes in Ruhe und bei Belastungen vorzunehmen. Ohrgeräusche können in Kreislauferkrankungen ihre Ursache haben.

Hoher oder niedriger Blutdruck sind zu therapieren. Eine Überweisung zum HNO-Arzt, um eine otogene Ursache auszuschließen, ist erforderlich, wenn das Krankheitsbild ungeklärt bleibt oder sich die Beschwerden auf eine entsprechende Herz-Kreislauftherapie nicht bessern. Impletol-Injektionen auf das Planum mastoideum, die gelegentlich empfohlen werden, haben im allgemeinen keine Wirkung auf das Ohrgeräusch. Nicht selten bleibt nichts anderes übrig, als dem Patienten zu raten, das Ohrgeräusch nicht überzubewerten und sich damit abzufinden. Symptomatisch kommen Librium, Valium oder Nobrium in Frage.

Bei der Angabe des Patienten, daß Ohrrauschen mit dem Pulsschlag synchron, also pulsierend auftritt, ist durch Abhören der Warzenfortsatzgegend mit dem Stethoskop nach einem objektivierbaren Ohrgeräusch zu fahnden. Es tritt bei Aneurysmen oder Gefäßmißbildungen auf, die durch eine Angiographie diagnostiziert werden können.

VI. Schwindel und Schwerhörigkeit

Führendes Symptom ist der Schwindel. Die Schwerhörigkeit ist mehr oder weniger stark ausgeprägt und belästigt den Patienten in den meisten Fällen weniger als der Schwindel.

1. Menière-Krankheit

Ursache wahrscheinlich Durchblutungsstörung und Druckerhöhung im Innenohr (Labyrinthhydrops) durch gestörte Endolymphresorption. Nicht selten bei vegetativ labilen Patienten oder nach psychischen Belastungen.

Typische Vorgeschichte: Aus voller Gesundheit plötzlich *Drehschwindelanfall* mit Übelkeit und Erbrechen, der Minuten oder Stunden andauert und sich in den nächsten Tagen oder Wochen mehrfach wiederholt. Während der Schwindelanfälle auch einseitige *Schwerhörigkeit* und *Ohrenrauschen*, die sich zwischen den Schwindelanfällen zunächst wieder bessern, bei länger dauerndem Krankheitsbild schließlich aber auch im Intervall bestehen bleiben.

Dg.: Während des Schwindelanfalles tritt ein *Nystagmus* auf. Die orientierende Hörprüfung ergibt eine *Schallempfindungsschwerhörigkeit* (Innenohrschwerhörigkeit): Rinne-Versuch positiv, beim Weber-Versuch Lateralisation ins gesunde Ohr. Normale Trommelfelle bei der Ohrspiegelung.

Th.: Die Behandlung im akuten Drehschwindelanfall besteht in Bettruhe und symptomatisch gegen den Schwindel in Gabe von Vomex A i. v. bzw. als Suppositorien oder Vertigo Vomex als Kapseln, zusätzlich Valium.

Nach Abklingen des Anfalles Überweisung des Patienten zum HNO-Arzt zur Sicherung der Diagnose durch audiologische Untersuchungen (typische wannenförmige Hörschwellenkurven mit Tieftonverlust im Audiogramm, Recruitment positiv) und Vestibularisprüfungen (nach mehreren Schwindelanfällen einseitig periphere vestibuläre Untererregbarkeit). Differentialdiagnostisch ausgeschlossen werden müssen *Halswirbelsäulenveränderungen* als Ursache der Durchblutungsstörung des Innenohres und ein *Acusticusneurinom:* Beim Acusticusneurinom = Kleinhirnbrückenwinkeltumor tritt der Schwindel im allgemeinen nicht anfallsartig auf, das periphere Vestibularorgan fällt allmählich aus und verursacht eher Schwindel über längere Zeit von wechselnder Stärke. Die Schallempfindungsschwerhörigkeit erweist sich als Nervenschwerhörigkeit, typische Befunde bei der Ableitung der akustisch evozierten Potentiale. Röntgenologisch zeigt sich eine Erweiterung des inneren Gehörganges auf der Röntgenaufnahme nach Stenvers. Die Tumoren stellen sich im Computertomogramm dar, kleinere Tumoren im inneren Gehörgang erst nach Luftfüllung (Pneumocisternomeatographie). Bei fortschreitendem Tumorwachstum kommt es zur Facialisparese und zu Trigeminusschäden.

Die erfolgreichste Therapie zur Verhütung weiterer Menière-Anfälle besteht in einer stationären Infusionsbehandlung zur Durchblutungsförderung (Rheomacrodex oder

HAES mit Complamin oder Dusodril) wie bei der Behandlung des Hörsturzes (S. 37). Wiederholen sich die Anfälle trotzdem, kommen Gentamycin-Füllung der Pauke oder operative Eingriffe zur Druckentlastung des Innenohres (Saccotomie) oder Ausschaltung des N. vestibularis in Frage.

Die Menière-Patienten sollen ihre Lebensweise möglichst gesund und reizfrei gestalten (Kein Streß. Vermeiden oder Einschränken von Nikotin, Alkohol und Kaffee. Kreislauftraining usw.).

2. Innenohrfunktionsstörungen

Die Kombination von *Schwindel und Schwerhörigkeit* deutet immer auf eine Erkrankung des Innenohres oder des VIII. Hirnnerven hin. Außer dem Morbus Menière und dem Acusticusneurinom (s. oben) kommt eine Innenohrschädigung bei folgenden z. T. bereits besprochenen Krankheitsbildern vor:

2.1. Labyrinthitis (S. 25)

Die Labyrinthitis ist Folge einer akuten *Mittelohrentzündung:* Im Verlauf der akuten Otitis media plötzlich starker Schwindel mit Übelkeit und Erbrechen.
▶ Befund: Spontannystagmus, die Mittelohrschwerhörigkeit geht in eine Innenohrschwerhörigkeit oder Taubheit über.
● Bedrohliches Krankheitsbild, weil Meningitisgefahr. Sofort Einweisung in HNO-Klinik.
(Labyrinthfistel bei chronischer Mittelohreiterung siehe S. 27).

2.2. Felsenbeinquerfraktur (S. 34)

Der Verdacht auf eine Labyrinthzerstörung muß bestehen, wenn nach einem *stumpfen Schädeltrauma* über Drehschwindel geklagt wird und ein Nystagmus und eine einseitige Taubheit festgestellt werden.
▶ Otoskopisch ist ein Hämatotympanon zu erkennen.
Eine Facialisparese besteht in 50% der Fälle.
Nachweis der Felsenbeinquerfraktur durch die Röntgenaufnahme nach Stenvers.

2.3. Zoster oticus (S. 28)

Außer dem Schwindel (objektiv Nystagmus!) und der Hörstörung sowie u. U. auch einer Facialislähmung ist die Krankheit vor allem durch den *einseitigen stechenden Ohrschmerz* und das Auftreten von *Bläschen* in der Ohrmuschel und im Gehörgang charakterisiert.

2.4. Caisson-Krankheit

Drehschwindel und Innenohrschwerhörigkeit treten auf, wenn das Ausschleusen nach Arbeiten unter hohem Druck im Senkkasten (Caisson) in zu kurzer Zeit erfolgt. Es wird dabei Stickstoff im Blut frei, der zu Gasembolien im Innenohr führt. Die Therapie besteht in sofortigem Wiedereinschleusen und langsamer Dekompression während des Ausschleusens. Treten diese Symptome bei Sporttauchern auf, die aus größeren Tiefen hochkommen, so ist ein möglichst rascher Transport in eine Druckkammer zu veranlassen.

VII. Schwindel ohne Schwerhörigkeit

1. Reisekrankheit (Kinetosen)

Manche Menschen sind auf Bewegungsreize besonders empfindlich. Die unregelmäßig, unkoordiniert und u. U. übermäßig den Vestibularapparat treffenden Reize bei Flug-, Omnibus- und Seereisen (Seekrankheit!) verursachen Übelkeit und Erbrechen.
Die Vestibulariserregung kann erhebliche Auswirkungen auf das vegetative Nervensystem haben.
Th.: Bei bekannter Empfindlichkeit eine halbe Stunde vor Antritt der Reise Vomex A, Bonamine, Torecan, Peremesin o. ä. als Tablette oder Zäpfchen.

2. Neuronitis vestibularis

Typische Vorgeschichte: Aus voller Gesundheit plötzlich erheblicher *Drehschwindel* mit Übelkeit und Erbrechen *ohne Schwerhörigkeit*. Deutlicher *Nystagmus*. Der Drehschwindel und der Nystagmus halten stunden-, manchmal tagelang an, verlieren aber allmählich an Stärke. Die Ursache ist unbekannt. Angenommen wird eine Innenohrdurchblutungsstörung oder eine toxische Schädigung des N. vestibularis (z. B. Viruserkrankung).
Th.: Bettruhe. Symptomatisch Vomex A i. v. oder Zäpfchen. Valium 10 per os. Nach Besserung des akuten, starken Schwindels Überweisung an einen HNO-Arzt zur Bestätigung der Diagnose durch eingehende Hör- und Gleichgewichtsprüfungen (Normales Audiogramm. Einseitige vestibuläre Untererregbarkeit oft nur für 2 bis 3 Wochen, dann wieder normale Erregbarkeit. Gelegentlich einseitiger bleibender peripherer Vestibularisausfall, wobei der Schwindel allmählich durch eine zentrale Kompensation verschwindet (Unterstützung durch vestibuläres Training).

3. Zentrale vestibuläre Funktionsstörung

Klagt der Patient über Dreh- oder Schwankschwindel und ergibt die vom HNO-Arzt durchgeführte Gleichgewichtsprüfung keinen Hinweis auf eine Erkrankung des peripheren Vestibularorganes, läßt sich aber ein spontaner oder latenter *Nystagmus* nachweisen, dann muß das Krankheitsbild durch eine eingehende neurologische Untersuchung differentialdiagnostisch abgeklärt werden. In Frage kommen cerebrale Durchblutungsstörungen, Wallenberg-Syndrom, vertebrobasiläre Insuffizienz, Hirntumoren, Hirnstamm- oder Kleinhirnerkrankungen u. a.

VIII. Otogene Facialislähmung

Bildet sich eine Parese des Nervus facialis (Zähnezeigen, Pfeifen, Mundspitzen, Augenschluß und Stirnrunzeln unmöglich), muß stets nach einer Ohrerkrankung gesucht werden, die die Ursache der Lähmung sein könnte. Eine erfolgversprechende Behandlung der Facialislähmung ist gegebenenfalls nur über die Behandlung der Ohrerkrankung möglich.

Die otogene Facialisparese entsteht:
- ▶ durch *Entzündungen* bei
  - akuter Otitis media (S. 24) (Th.: Paracentese),
  - Mastoiditis (S. 25) (Th.: Antrotomie),
  - chronischer Otitis media (S. 26) (Th.: Radikaloperation),
  - Zoster oticus (S. 28) (Th.: symptomatisch),

- ▶ durch *Verletzungen* bei
  - Felsenbeinlängsbruch (S. 33) (Th.: bei primärer Lähmung operative Versorgung),
  - Felsenbeinquerbruch (S. 34) (Th.: bei primärer Lähmung operative Versorgung),

- ▶ durch *Tumoren* bei
  - Acusticusneurinom (S. 42) (Th.: Exstirpation)

- ▶ und *idiopathisch* als
  - „rheumatische" Lähmung (Bell) (Th.: symptomatisch durch Elektrisieren, Massage, Corticoide, gefäßerweiternde Medikamente, Vitamin B-Komplex).

Facialisparesen durch Schäden innerhalb der *Glandula parotis* bei:
- ▶ *Schnittverletzungen* und
- ▶ *Malignomen* der Parotis (S. 95)

IX. Zusammenstellung der Ohrsymptomatik

1. Schmerz

   a) **Ohrenschmerzen** bei
      Gehörgangsfurunkel
      Perichondritis der Ohrmuschel
      akuter Otitis media
      Mastoiditis
      Aufflackern einer chronischen Otitis media
      Zoster oticus

   b) **Druckgefühl im Ohr** bei
      Cerumen obturans
      Fremdkörper im Gehörgang
      Tubenmittelohrkatarrh
      Menière-Krankheit
      Hörsturz

   c) **Ausstrahlende Schmerzen ins Ohr** (*Otalgie*) bei
      Erkrankungen des Kiefergelenks (Costen-Syndrom)
      Parotiserkrankungen
      Zahnerkrankungen (Dentitio difficilis)
      Rachenentzündungen (Seitenstrangentzündung, Tonsillitis)
      Zungengrundentzündung und -tumoren
      Kehlkopfentzündung (Perichondritis, Tumoren)
      Lymphadenitis am Hals und Tumormetastasen
      Neuralgien der Nn. V, IX und X
      Halswirbelveränderungen

   d) **Druckschmerz**
      am Tragus bei Gehörgangsfurunkel
      auf dem Warzenfortsatz bei Mastoiditis
      in der Umgebung des Ohres bei Lymphadenitis

2. Absonderung

   a) **Ohrenschmalz:**
      gelb oder braun, flüssig oder fest

   b) **Eiter:**
      rein-eitrig bei Furunkeln
      serös-eitrig im Beginn einer akuten Mittelohrentzündung unmittelbar

nach der Trommelfellperforation oder bei nässendem Ekzem
schleimig-eitrig bei perforierter akuter Mittelohrentzündung oder chronischer Schleimhautentzündung
schmierig-eitrig und fötide bei chronischer Knocheneiterung (Cholesteatomeiterung) oder Gehörgangsekzem

c) Blut:
rein-blutig bei Ohrverletzungen und Felsenbeinlängsfrakturen
serös-blutig bei Grippeotitis
blutig-eitrig bei malignen Tumoren oder granulierender Entzündung

d) Liquor:
wasserklar oder mit Blut vermischt bei Felsenbeinlängsfraktur

3. Schwellung

a) **vor** dem Ohr bei
Parotitis oder Parotistumor, Sialose
Gehörgangsfurunkel vor dem Tragus
Zygomaticitis am Jochbogenansatz
Lymphadenitis im Parotisbereich

b) **hinter** dem Ohr bei
Gehörgangsfurunkel in der Umschlagfalte
Mastoiditis auf dem Warzenfortsatz
Sinusthrombose am Emissarium mastoideum
Lymphadenitis (infolge Gehörgangsfurunkel oder infizierter Wunden)

c) **der hinteren oberen Gehörgangswand** vor dem Trommelfell bei
Mastoiditis (Durchbruch vom Antrum mastoideum)

4. Ohrgeräusche (Tinnitus)

Sausen, Brummen, Rauschen (therapeutisch beeinflußbar) bei
Gehörgangsverschluß
Mittelohrkrankheiten
Otosklerose
Menière-Krankheit

Zischen, Pfeifen (therapeutisch schwer zu beeinflussen) bei
akustischem Trauma
Innenohrkrankheiten
Erkrankungen des Hörnerven

Durchblutungsstörungen
Intoxikationen

Pulsierend (durch Behandlung des Grundleidens zu beeinflussen) bei
akuter Otitis media und Mastoiditis (klopfend)
Hypertonie
Angiom
Aneurysma
Glomustumor
Gefäßanomalien

5. Schwerhörigkeit

Schalleitungsstörung bei
Verlegung des Gehörganges (Atresie, Cerumen, Fremdkörper)
Mittelohrerkrankungen, -verletzungen und -mißbildungen

Schallempfindungsstörung bei
Innenohrmißbildungen und Intoxikationen
Labyrintherkrankungen (Cortiorganschäden: Recruitment positiv)
Altersschwerhörigkeit
hereditärer Schwerhörigkeit
vasculären Schäden
Menière-Krankheit (Recruitment positiv)
Hörsturz (Recruitment positiv)
Erkrankungen des Hörnerven (Recruitment negativ)
Acusticustumoren (Recruitment negativ)
zentralen Schwerhörigkeiten

Kombinierte Schwerhörigkeit bei
gleichzeitiger Erkrankung des Mittel- und Innenohres, z. B. bei Otosklerose
oder
bei Mittelohrentzündungen mit Labyrinthbeteiligung

6. Vestibulärer Schwindel

Periphere Labyrinthaffektionen
Labyrinthitis
Labyrinthausfall
Labyrinthtrauma
Labyrinthintoxikation
Labyrinthlues
experimentelle Vestibularisprüfungen

Menière-Krankheit
Commotio labyrinthi

Retrolabyrinthäre Affektionen
Neuronitis vestibularis
Zoster oticus
Acusticusneurinom
Intoxikationen

Cerebrale Affektionen
Kleinhirnerkrankungen
Hirnerkrankungen
Hirntumoren
Hirndurchblutungsstörungen
Hirnverletzungen (Commotio oder Contusio cerebri)

Die Zusammenstellung der Ohrsymptomatik (IX) ist entnommen aus: BOENNINGHAUS. Hals-Nasen-Ohrenheilkunde für Medizinstudenten. 6. Auflage 1983 (Heidelberger Taschenbücher 76, Springer Verlag Berlin Heidelberg New York Tokyo).

Leitsymptom:
Behinderung der Nasenatmung

Eine Behinderung der Nasenatmung ist häufig verbunden mit Kopfschmerzen über der Stirn und hinter den Augen. Für den Allgemeinarzt ist im Hinblick auf eine sinnvolle Therapie von Bedeutung festzustellen, ob es sich um eine entzündliche Erkrankung der Nasenschleimhaut – erkennbar an einer Sekretion – handelt und ob damit eine Erkrankung der Nasennebenhöhlen verbunden ist, die Ausgang u. U. gefährlicher Komplikationen sein kann (Kapitel I). Diese entzündlich bedingte Behinderung der Nasenatmung ist abzugrenzen von Krankheitsbildern mit anderer Ursache für eine Verlegung der Nase, die meist einer operativen Behandlung bedürfen (Kapitel II). Schließlich erfordern Blutungen aus der Nase oder eine Nasensekretion mit Blutbeimengungen (Kapitel III) den sofortigen Einsatz zur Blutstillung bzw. eine besondere Aufmerksamkeit des Allgemeinarztes, um eine Tumorerkrankung nicht zu übersehen.

I. „Schnupfen" – Kopfschmerz

Es gilt, einen harmlosen Schnupfen von einer Rhinitis anderer Genese oder einer Nebenhöhlenerkrankung, die behandelt werden müssen, zu unterscheiden und eine drohende rhinogen ausgelöste orbitale oder endocranielle Komplikation zu erkennen.

1. „Erkältung"

1.1. Allgemeiner Virusinfekt (Grippe)

Eine Grippeerkrankung – von Patienten als „Grippe" oder „Erkältung" bezeichnet – ist durch Grippeviren oder Adenoviren bedingt. Die Patienten berichten oft, daß sie zunächst „Zug bekommen" haben, sich „naßkalte Füße" geholt haben und am nächsten Tag erkrankt waren. Es ist wahrscheinlich, daß außer der Virusübertragung in Tröpfchenform (durch Husten oder Niesen) auslösend für das Angehen der Infektion eine reflektorische Änderung der Schleimhautdurchblutung durch eine örtliche „Abkühlung" ist.
Dg.: Die Infektion befällt gleichzeitig oder nacheinander die Schleimhäute der oberen Luftwege aufsteigend (Laryngitis, Pharyngitis, Rhinitis) oder absteigend bis zur Bronchitis. Sie beginnt mit Kitzeln in der Nase oder im Nasenrachenraum, Niesen, Schnupfen, Augentränen, Husten, Hals- und Kopfschmerzen.

Bei Grippeerkrankungen können Frösteln, Fieber, stärkeres allgemeines Krankheitsgefühl und Gliederschmerzen auftreten. Nach Grippeerkrankungen mit Schnupfen bleibt gelegentlich über Wochen oder Monate eine Einschränkung des Riechvermögens bestehen.

Th.: Je nach Schwere des Krankheitsbildes arbeitsunfähig oder Bettruhe. Grippemittel (z. B. Fiobrol, Fluprim, Aspirin), bei Rhinitis abschwellende Nasentropfen (Tyzine, Otriven, Nasivin) oder orale Rhinologica (Rhinopront, Arbid), bei Husten Hustenmittel (z. B. Codipront, Tussipect, Eupatal), bei Heiserkeit Stimmschonung und Kamillendampfinhalationen. Antibiotica (Vibramycin forte) im allgemeinen nur bei Mischinfektionen, eitriger Rhinitis mit Nebenhöhlenbeteiligung, anhaltendem Fieber, Bronchitis oder Bronchopneumonie. Schwitzprozeduren werden bei weniger schwerem Krankheitsbild angenehm empfunden. Bei einer bleibenden Anosmie Versuch über 10 Tage mit Gabe von Glucocorticoiden in absteigender Dosis (z. B. Decortin-H 25 mg → 5 mg tägl.).

Prophylaxe: In Erkältungszeiten sind vor Ausbruch der Erkrankung Vitamin C-Gaben und eine Abhärtung und Stärkung der Abwehrkräfte durch Morgengymnastik, Heiß/Kaltduschen, Sauna, Verhüten von Zugluft und von naßkalten Füßen sinnvoll. Eine Grippeimpfung im Herbst gegen Grippeviren mit entsprechendem Impfstoff (inaktivierte Viren) kann empfohlen werden und ist vor allem bei Risikogruppen (Kinder, ältere Menschen) durchzuführen. Der Impfschutz hält ein bis zwei Jahre an und ist am besten jedes Jahr zu wiederholen.

1.2. Akute Rhinitis

Dg.: Spielt sich die Infektion vorwiegend im Bereich der Nasenschleimhaut ab, so tritt – außer bei Kindern – kaum Fieber auf. Das Allgemeinbefinden ist wenig gestört (Erreger: Rhinoviren). Die Behinderung besteht im wesentlichen in der Verlegung der Nasenatmung mit zunächst wäßriger, später schleimiger oder schleimigeitriger, gelblicher Absonderung. Der Schnupfen dauert meist eine gute Woche („3 Tage kommt er, 3 Tage bleibt er, 3 Tage geht er").

> *Achtung Nebenhöhlenbeteiligung*: Wenn der Schnupfen länger als 1 Woche anhält und allgemeiner Kopfdruck, isolierte stärkere Schmerzen über den Nebenhöhlen oder der Stirn auftreten, Untersuchung auf Nebenhöhlenerkrankung (S. 55).

> *Achtung Infektionskrankheiten*: Das erste Zeichen von Masern, Scharlach oder Varicellen kann eine einfache akute Rhinitis sein.

In den ersten 1–2 Wochen nach Abklingen des akuten Schnupfens und der dünnflüssigen Sekretion wird die Schleimhaut meist trocken und sondert den Patienten belästigendes, zähes, schleimiges Sekret ab.

Gelegentlich gelingt es, einen beginnenden Schnupfen durch ein Antihistaminicum (Systral, Cosavil, Tavegil) zu kupieren.

Th.: *Nasentropfen:* Die Hauptbeschwerden der durch die Muschelschwellung behinderten Nasenatmung lassen sich sofort mit abschwellenden Nasentropfen oder Nasensprays beheben (z. B. Otriven, Tyzine, Nasivin bzw. Nasivinetten, Rhinospray), die mehrmals am Tag in die Nase eingebracht werden.

▶ Wichtig: Kinder dürfen nur verdünnte Lösungen verordnet bekommen (z. B. Tyzine-Nasentropfen für Kinder 0,05%, Otriven 0,05%, Endrine mild).

▶ Wichtig: Alle abschwellenden Nasentropfen sollen nicht länger als 1–2 Wochen genommen werden, weil sich sonst eine vasomotorische Rhinitis (Rhinopathia medicamentosa, „Privinismus") bildet. Die Muscheln verlieren ihre vasomotorisch gesteuerte Fähigkeit an- und abzuschwellen. Sie reagieren nur noch auf Nasentropfen, gefolgt von einer reaktiven Hyperämie nach Abklingen der Wirkung der Tropfen etwa 4 Stunden nach Anwendung.

Nach Abheilen des akuten Schnupfens in der trockenen Phase der Schleimhaut Nachbehandlung mit öligen Nasentropfen oder Nasensalben (Turipol, Lubrirhin, Mucidan-Nasensalbe).

Rhinologica: Anstelle abschwellender Nasentropfen können auch orale Schnupfenmittel 2–3 × täglich verwendet werden (Rhinopront, Arbid). Sie bestehen aus Sympathicomimetica und Antihistaminica.

Antibiotica per os oder parenteral sind nur erforderlich bei Mitbeteiligung der Nasennebenhöhlen oder des Mittelohres (akute Otitis media). Eine lokale Anwendung von Antibiotica in Nasentropfen (z. B. Vibrocyl c. N. Nasenspray oder -Gel) ist nur in seltenen Fällen einer Mischinfektion und längerer eitriger Nasensekretion bei chronischer Rhinitis ratsam.

Tritt eine chronische Rhinitis *einseitig* auf, besteht stets der Verdacht auf einen *Nasenfremdkörper* (S. 60).

2. Sonderformen der Rhinitis

2.1. Allergische Rhinitis

Typische Vorgeschichten:
a) Zwischen Mai und Juli, zur Zeit der Gräserblüte, Juckreiz in der Nase, Niesanfälle, starke wäßrige Sekretion aus der Nase mit Behinderung der Nasenatmung, Augentränen (*Heuschnupfen*)
b) Morgens beim Aufwachen Niesen, verstopfte Nase, Sekretion (*Hausstauballergie, Allergie auf Bettfedern*)
c) Immer bei Kontakt mit Tieren, z. B. Hunden oder Katzen, Niesattacken (*Tierhaarallergie*)
d) Bei der Arbeit, z. B. als Bäcker oder Drogist, Schnupfen (*Mehlstauballergie, Puderallergie usw.*)
Die Verdachtsdiagnose wird durch eine Eosinophilie im Blut und – wenn möglich – ein probeweises Meiden des Allergens erhärtet. Ein Hinweis auf eine allergische Erkrankung kann auch das Vorkommen von asthmatischen Erkrankungen in der Familie sein.

Th.: Beconase Dosier-Spray, Lomupren oder Intal nasal. Symptomatisch während der Erkrankung Antihistaminica (Systral, Cosavil, Tavegil), bei schweren Symptomen mit Corticoiden kombiniert (z. B. Celestamine, Fenistil Plus) oder Volon A 40 Kristallsuspension.

Auf die Dauer nur Eliminieren des Allergens (z. B. auch Nahrungsmittel wie Fisch und Erdbeeren oder bestimmte Blumen) bzw. Berufswechsel erfolgversprechend. Ist das Allergen nicht bekannt, Überweisung des Patienten an einen Hautarzt zur Allergietestung. Neuerdings sind an HNO-Kliniken auch intranasale Tests möglich. Anschließend Hyposensibilisierung, die u. U. der Allgemeinarzt durchführen kann (z. B. bei Heuschnupfen mit Helisen: Beginn im Herbst mit Subcutan-Injektionen alle 4 Wochen in steigender Dosis gemäß dem der Packung beiliegenden Dosierungsschema).

▶ Anmerkung: Bei der *vasomotorischen Rhinitis* ist ein Zusammenhang mit einem Allergen nicht eindeutig. Die Niesanfälle und die wäßrige Sekretion bei verstopfter Nase sind weniger heftig (unspezifische Überempfindlichkeit). Die behinderte Nasenatmung ist oft lageabhängig, d. h. bei Rechtslage Verstopfung rechts, bei Linkslage links. Die vasomotorische Rhinitis kann entstehen z. B. durch zu langen Gebrauch von abschwellenden Nasentropfen („Privinismus" S. 53), durch Gebrauch von Rauwolfiaalkaloiden („Reserpinschnupfen"), bei Analgeticaintoleranz oder durch Schwimmen in gechlortem Wasser („Chlorschnupfen"). Nach Weglassen des verursachenden Stoffes wird die Nasenatmung wieder frei, anderenfalls Überweisung an den HNO-Arzt zur Elektrokoagulation der Schwellkörper in den Nasenmuscheln.

2.2. Trockene Rhinitis (Ozaena)

Vorgeschichte: Trockene Nasenschleimhaut mit zäher, schleimig-eitriger Absonderung über den Nasenrachenraum in den Rachen (*Rhinitis sicca*). In ausgeprägten, aber heute seltenen Fällen mit schleimig-eitrigen Borken oder Krusten (*Ozaena*), die aashaft stinken.

Rhinoskopie: Die Nase ist beiderseits weit, die Muscheln sind auffallend klein und atrophisch, das Naseninnere ist mit Krüstchen oder bei der Ozaena mit grünlichen, stinkenden Krusten ausgekleidet. Oft ist auch die Schleimhaut an der Rachenhinterwand trocken und firnisartig (Pharyngitis sicca S. 75). Bei der Ozaena besteht eine Anosmie.

Th.: Je nach Schwere des Krankheitsbildes:
Bei trockener Nasenschleimhaut: Turipol oder Lubrirhin.
Bei stärkerer Trockenheit: Zusätzlich Feuchtinhalationen mit Emser-Salz durch die Nase und Traubenzucker als Prise aufschnupfen lassen. Kur in Bad Ems, Bad Dürrheim oder Bad Reichenhall. Seeklima günstig.
Bei Krustenbildung: Zusätzlich Nasenspülungen durch Hochziehen oder – mittels eines kleinen Kännchens – Eingießen von dünner Salzwasserlösung (Koch-

salz, Emsersalz: ein Teelöffel auf $^1/_2$ l körperwarmes Wasser). Die Krusten lösen sich gut, wenn man die Nase für einige Stunden locker mit Salbengaze (Mucidan Nasensalbe) tamponiert. Die Krusten kommen beim Entfernen der Tamponade mit heraus.

Der Hals-Nasen-Ohrenarzt hat die Möglichkeit durch eine Einpflanzung von Knorpel- oder Knochenspänen unter die Schleimhaut das Naseninnere zu verengen und damit die Austrocknung der Nase und die Krustenbildung zu bessern.

3. Nebenhöhlenentzündung

3.1. Akute Kieferhöhlenentzündung

Dg.: Die Kieferhöhle ist im Rahmen eines Schnupfens die am häufigsten miterkrankte Nebenhöhle. Hinweise geben *Kopfschmerzen* und Kopfdruck in den *Vormittagsstunden*, die im Oberkiefer und hinter dem Auge angegeben werden – oft auch ausstrahlend bis in die Stirn, ohne daß eine Stirnhöhlenentzündung zu bestehen braucht. Sie verstärken sich bei Vorbeugen des Kopfes. Die Kieferhöhlenvorderwand unter der Orbita – meist vor allem der Austrittspunkt des 2. Trigeminusastes – ist druckschmerzhaft. Die Schmerzen können bis in die Zähne projiziert werden.

Rhinoskopie: Schleimeiter in der Nase, nicht selten erkennt man eine Eiterstraße unter der mittleren Muschel.

Diaphanoskopie: Diese für den Allgemeinarzt bei Kieferhöhlenerkrankungen aussagekräftige und einfache Untersuchungsmethode (S. 14) zeigt eine verminderte Lichtdurchlässigkeit der erkrankten Kieferhöhle. Der Befund ist bei einseitiger Erkrankung durch den möglichen Seitenvergleich mit der nicht betroffenen Kieferhöhle besonders eindrucksvoll.

Differentialdiagnostische Erwägungen zu Krankheitsbildern mit Kopfschmerzen anderer Genese sind auf S. 67 besprochen, wobei vor allem Trigeminusneuralgien und eine Migräne gegen die Nebenhöhlenentzündung abzugrenzen sind.

Th.: Entscheidend ist es, für Sekretabfluß aus der Kieferhöhle zu sorgen. Dazu eignen sich Nasensprays mit abschwellender Wirkung (Tyzine, Otriven, Nasivin, Rhinospray). Besser noch ist die Einlage von Wattebäuschen, die mit diesen Medikamenten oder einigen Tropfen Privin 1:1000 bzw. Suprarenin getränkt sind, für einige Minuten in den mittleren Nasengang unter die mittlere Muschel. Erst nach der Schleimhautabschwellung sind Kamillendampfinhalationen oder Wärmeanwendungen durch Bestrahlung (Sollux) sinnvoll. Eine antibiotische Behandlung mit Bactrim oder Tetracyclinpräparaten (Vibramycin-forte Tabl., Hostacyclin 500-Tabl., Macocyn 500-Kapseln) über 5 Tage ist bei stärkeren Beschwerden zur Bekämpfung der bakteriellen Mischinfektion notwendig (Tetracyclin nicht bei Schwangeren oder Kindern).

Nach einer Woche soll die akute Kieferhöhlenentzündung abgeklungen sein, anderenfalls ist mit einem Übergang in ein chronisches Stadium zu rechnen und eine Überweisung an einen HNO-Arzt zur Sonographie oder Röntgenuntersuchung und gegebenenfalls Kieferhöhlenspülung erforderlich.

▶ *Anmerkung*: Bei längerer Sekretion aus der Nase kann sich ein *Naseneingangsekzem* bilden. Krusten und Rhagadenbildung im Nasenvorhof verursachen Schmerzen und Juckreiz.
Th.: Rhagaden mit 5%igem Arg. nitricum (auf einem Wattetriller) ätzen, anschließend Nasenvorhof mit Jellin-Salbe einfetten. Beachten: Naseneingangsekzeme nicht selten bei Diabetikern!

Der *Naseneingangsfurunkel* (aus einer Folliculitis) führt zu erheblichen Schmerzen und Rötung der Nasenflügel oder der Nasenspitze.
Th.: Wattestopfen mit Jellin-Salbe in den Nasenvorhof bringen und Nase außen einsalben im Wechsel mit Alkoholumschlägen. Antibiotica (z. B. Stapenor-Kapseln oder i. m. Injektion) erforderlich.

● Gefahr: Aufsteigende Venenthrombose (Vena angularis) erkennbar an Rötung und Druckschmerz im inneren Augenwinkel. *Sofortige* Überweisung an eine HNO-Klinik wegen drohender Thrombose des *Sinus cavernosus* (Erste Zeichen: Septische Temperatur, Exophthalmus, Meningismus).

3.2. Chronische Kieferhöhlenentzündung (eitrig, odontogen, polypös)

Dg.: Die Diagnose ist für den Allgemeinarzt nicht einfach. Folgende *Symptome* müssen den Verdacht wecken: Mehrere Wochen anhaltender Kopfdruck nach einer Erkältung oder einem Schnupfen. Die Beschwerden sind geringer als bei einer akuten Kieferhöhlenentzündung. Über längere Zeit behinderte Nasenatmung und Schleimabfluß beim Liegen in den Rachen. Einseitige foetid-eitrige Sekretion aus der Nase und übler Geschmack einige Zeit nach Zahnerkrankung oder Zahnbehandlung sprechen für odontogene Kieferhöhlenentzündung.

Rhinoskopie: Bei der *eitrigen Form* Eiter in der Nase, meist im mittleren Nasengang und am Nasenboden. Bei der *polypösen Form* füllen glasige, kugelige, graue Polypen Teile der Nasenhaupthöhle aus, falls die Schleimhautpolypen von der Kieferhöhle (oder den Siebbeinzellen) bereits in die Nase vorgewachsen sind. Die polypöse Kieferhöhlenentzündung ist nicht selten mit einer Bronchitis (*sinubronchiales Syndrom*) oder mit Asthma bronchiale kombiniert.

Die *Diaphanoskopie* zeigt eine Lichtundurchlässigkeit der erkrankten Kieferhöhle (Abb. 14 S. 14).

Bei erhärtetem Verdacht auf eine chronische Kieferhöhlenentzündung Überweisung an den HNO-Arzt zur Sonographie oder Röntgenuntersuchung, gegebenenfalls zur Endoskopie der Nasennebenhöhlen.

Th.: Die Therapie ist dem HNO-Arzt vorbehalten, der bei der eitrigen Form Kieferhöhlenspülungen und Antibiotica-Füllungen der Kieferhöhle, eine Kieferhöhlenfensterung oder – besonders bei der polypösen Form – eine Kieferhöhlen-Radikaloperation nach Caldwell-Luc durchführt (Prinzip: Ausräumen der Schleimhaut und Schaffen eines weiten Zuganges zur Nase im Bereich des unteren Nasenganges). Endonasale Polypen werden mit der Schlinge oder entsprechenden Zangen entfernt. Eine Entfernung nur der endonasalen Polypen ohne Nebenhöhlenoperation führt zu Rezidiven der endonasalen Polypen von ihrem Ursprungsort in der Nebenhöhle aus. Alle entfernten Polypen müssen histologisch untersucht werden.

Bei Kindern wird nach Kieferhöhlenpunktion ein Kunststoffröhrchen in die Kieferhöhle eingelegt, das 8 bis 14 Tage liegen bleibt und durch das täglich Spülungen mit schleimhautabschwellenden Medikamenten und mit Antibiotica – entsprechend der festgestellten Erregerempfindlichkeit – ausgeführt werden. Da bei Kindern eine Kieferhöhlenentzündung nicht selten wegen einer vergrößerten Rachenmandel rezidiviert, ist außerdem eine Adenotomie erforderlich (S. 59).

3.3. Stirnhöhlenentzündung

Sie tritt gelegentlich zusammen mit einer akuten Kieferhöhlen-Siebbeineiterung auf (Pansinusitis). Da die akute Stirnhöhlenentzündung lebensgefährliche Komplikationen hervorrufen kann, sind ihre Diagnose und die Erkennung erster Komplikationszeichen von großer Bedeutung.

Dg.: Die im Rahmen eines Schnupfens auftretenden Stirnkopfschmerzen sind besonders heftig. Es besteht eine Klopfschmerzhaftigkeit der Stirnhöhlenvorderwand und eine starke Druckschmerzhaftigkeit des Stirnhöhlenbodens (Orbitadach). Gelegentlich kommt es zu einem „Unterdruckkopfschmerz", wenn der Stirnhöhlenausführungsgang zuschwillt und die Luft aus der Stirnhöhle resorbiert wird.

Th.: Wenn nach ein- bis zweitägiger Behandlung wie bei einer akuten Kieferhöhlenentzündung (abschwellende Nasensprays, Suprarenin-Einlagen in den

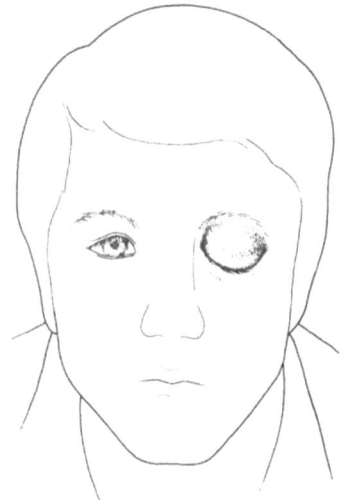

Abb. 21. Lidödem

mittleren Nasengang, Kamillendampf-Bäder, Vibramycin-Kapseln per os) keine schlagartige Besserung der Beschwerden mit Abfluß des Sekretes eintritt oder sich erste Zeichen einer beginnenden Komplikation zeigen, sofortige Überweisung zu einem HNO-Arzt bzw. Einweisung in eine HNO-Klinik.

● Erstes *Komplikationszeichen* ist fast immer ein *Lidödem* (Abb. 21). Es signalisiert die gefahrvolle Entwicklung.

Im einzelnen treten auf:
▶ Bei Durchbruch der Entzündung durch Vorderwand oder Boden der Stirnhöhle: *Oberlidschwellung* und *-rötung.*
▶ Bei Durchbruch in das Stirnbein (*Stirnbeinosteomyelitis*): Teigige Schwellung der Haut über dem Stirnbeinbereich.
▶ Bei Durchbruch in die Orbita: Verdrängung des Bulbus nach unten außen (*Protrusio bulbi*) und Orbitalphlegmone (Lidödem, Chemosis).
▶ Bei Durchbruch zum Schädelinneren (durch die Stirnhöhlenhinterwand): *Meningitis*, Stirnhirnabsceß. Meningitische Zeichen sind: Benommenheit, Erbrechen, Nackensteife, Fieber, Kernig-Zeichen positiv (bei angewinkeltem Oberschenkel kann das Bein im Knie nicht gestreckt werden).

Die klinische Therapie der unkomplizierten Stirnhöhleneiterung wird bei Abflußbehinderung des Sekretes aus der Stirnhöhle in einer Punktion der Stirnhöhle von außen (Beck-Bohrung) und Spülung durch den HNO-Arzt bestehen, bis der Ausführungsgang wieder durchgängig ist. Bei drohenden oder eingetretenen Komplikationen und bei chronischer Stirnhöhlenentzündung muß eine Radikaloperation der Stirnhöhle von außen durchgeführt werden.

II. „Verstopfte" Nase ohne Rhinitis

Eine Behinderung der Nasenatmung – zunächst ohne Zeichen einer Entzündung – kann verschiedene Ursachen haben. Eine entzündliche Reaktion der Schleimhaut ist erst sekundärer Natur.

1. Septumdeviation

Sie bildet sich mit dem Wachstum des Schädels aus oder ist Folge einer Nasenbeinfraktur. Die Behinderung der Nasenatmung, die durch eine zusätzlich bestehende vasomotorische Rhinitis verstärkt sein kann, führt zu Kopfschmerzen, Schnarchen und Mundatmung.
Rhinoskopisch läßt sich die Verbiegung der Nasenscheidewand mit Sporn- oder Leistenbildung gut erkennen.
Th.: Überweisung zum HNO-Arzt zur operativen Begradigung des Septums (Septumplastik).

2. Choanalatresie

Dg.: Der Verdacht muß bei einseitig oder doppelseitig aufgehobener Nasenatmung und Schleimansammlung in der Nase geäußert werden. Der doppelseitige Verschluß der Choanen (Übergang der Nasenhaupthöhlen in den Nasenrachenraum) zeigt sich beim Säugling dadurch, daß Saugen und Trinken ständig unterbrochen werden müssen, um Luft zu holen. Die Diagnose ist gesichert, falls sich dünne Gummischläuche nicht durch die Nase in den Rachen vorschieben lassen.
Th.: Überweisung der Säuglinge mit doppelseitiger Atresie in eine Kinderklinik zur Pflege und von dort später zur hals-nasen-ohrenärztlichen Operation. Einseitige Atresien brauchen erst mit 3 oder 4 Jahren operiert zu werden.

3. Rachenmandelhyperplasie

Typische Vorgeschichte: Die Nasenatmung der Kinder ist behindert. Sie haben häufig Schnupfen, sind Mundatmer, essen schlecht, schlafen unruhig mit offenem Mund, schnarchen, neigen zu Sinusitiden und Mittelohrentzündungen oder Tubenkatarrhen mit Schalleitungsschwerhörigkeit („Leimohr" S. 35).
Dg.: Da sich die Kinder schlecht postrhinoskopieren lassen, wird die Rachenmandelvergrößerung durch eine Palpation des Nasenrachenraumes festgestellt (S. 10): Die vergrößerte Rachenmandel ist lappig, weich und füllt den Nasenrachenraum fast aus. (Rachenmandel = Adenoide, im Volksmund „Polypen" oder „Wucherungen")

▶ Differentialdiagnose bei Knaben: *Nasenrachenfibrom*, das bei Palpation glatt und hart ist (S. 64).

Th.: Überweisung des Kindes an einen HNO-Arzt, der die Rachenmandel durch einen kurzen Eingriff (*Adenotomie*) in Narkose entfernt. Bestehen gleichzeitig übermäßig große Tonsillen, die ein mechanisches Hindernis beim Schlucken darstellen, und sind aus der Vorgeschichte rezidivierende Anginen bekannt, wird die Adenotomie *und* Tonsillektomie durchgeführt. Bei alleiniger Adenotomie beträgt der Krankenhausaufenthalt im allgemeinen 2–3 Tage, bei Adenotomie und Tonsillektomie eine Woche.

Sollte bei einem adenotomierten Kind eine Nachblutung auftreten, wenn das Kind bereits aus der Klinik entlassen ist, so hat das seine Ursache meist in einem Rachenmandelrest, von dem sich ein Fibrinschorf abgestoßen hat. Ein sofortiger Transport des Kindes in eine HNO-Abteilung ist erforderlich zur Nachoperation und Blutstillung. War die Blutung stärker, sollte – wenn möglich – bereits während des Transportes eine Infusion mit einem Volumenersatzmittel (z. B. Rheomacrodex 10%) durchgeführt werden.

▶ *Anmerkung: Schnarchen*

Es entsteht beim Atmen mit geöffnetem Mund durch das im Schlaf schlaff herabhängende Gaumensegel oder durch Zurückfallen der Zunge.

Th.: Operativ für freie Nasenatmung sorgen (Septumoperation, Adenotomie). Auf der Seite und nicht in Rückenlage schlafen. Durch Hochbinden des Unterkiefers läßt sich das Schnarchen gelegentlich verhindern.

4. Nasenfremdkörper

Dg.: Häufig bei Kindern: Spielzeugteile, Kugeln, Erbsen, Papier usw. Zunächst ist die Nasenatmung einseitig behindert, was man durch ausatmen lassen auf einen Taschenspiegel prüfen kann, der vor dem einen Nasenloch stärker beschlägt als vor dem anderen. Später bildet sich zusätzlich eine einseitige eitrige – oft foetide – Sekretion. Bleibt der Fremdkörper monate- oder jahrelang unbemerkt in der Nase, entsteht durch Ablagerung von Kalksalzen um den Fremdkörper ein Nasenstein (*Rhinolith*).

Rhinoskopisch zu sehen ist der Fremdkörper oft erst nach Abschwellen der Schleimhaut (Otriven, Tyzine, Nasivin) oder noch besser nach Abschwellen und gleichzeitiger Oberflächenanaesthesie durch Xylocain Spray.

Th.: Spielzeugteile, Papier usw. lassen sich bei der Rhinoskopie mit einer Pinzette oder einem Zängelchen fassen. Kugelige Fremdkörper werden durch eine Pinzette oft noch weiter in die Nase praktiziert und daher besser mit einer Curette, einer Drahtschlinge oder einem kleinen stumpfen Häkchen, die zunächst am Fremdkörper vorbeigeschoben werden, extrahiert. Kinder müssen dabei festgehalten werden (S. 21). Läßt sich der Fremdkörper in Oberflächenanaesthesie nicht rasch entfernen, wird die Schleimhaut bei der Extraktion verletzt und blutet, so daß die Übersicht schwieriger wird, oder sind Kinder zu ängstlich und unruhig, Überweisung zum HNO-Arzt, der den Fremdkörper u. U. in Narkose entfernen muß.

III. Nasenblutung

Wegen einer Blutung aus der Nase wird der Allgemeinarzt häufiger auch außerhalb seiner Sprechstunde aufgesucht oder gerufen werden. Eine stärkere Nasenblutung ist immer eine Notfallsituation und erfordert rasches therapeutisches Handeln.

1. Nasenbluten ohne Trauma

1.1. Symptomatisches Nasenbluten

a) Bei *Gefäß- und Kreislaufkrankheiten* (Arteriosklerose, Hypertonie). Die Blutungen sind heftig und schwer zu stillen, weil sie aus größeren Gefäßen in den mittleren und hinteren Nasenabschnitten stammen.
b) Bei *Infektionskrankheiten* (Grippe, Masern, Schnupfen). Die Blutungen sind einfacher zu stillen. Sie entstammen der hyperämischen aufgelockerten Schleimhaut des Septums und der Muscheln.
c) Bei *hämorrhagischen Diathesen* (Thrombopathie, Leukämie, Hämophilie, Marcumar-Überdosierung). Die Blutungen können schwer zu beherrschen sein, da sie flächenhaft auftreten und rezidivieren.
Dg.: Wenn das Grundleiden (z.B. Hypertonie, Infekt, hämorrhagische Diathese) dem Allgemeinarzt bereits bekannt ist – was nicht selten der Fall sein wird – kann er also schon voraussehen, ob mit Schwierigkeiten bei der Blutstillung zu rechnen ist und in welchem Nasenabschnitt die Blutung voraussichtlich ihren Sitz hat. Man wird aber unabhängig davon die Maßnahmen zur Blutstillung in einer gewissen Reihenfolge ergreifen:
Th.: Rufen die Angehörigen den Arzt an, so soll schon am Telefon geraten werden, den Patienten aufrecht sitzen oder mit angehobenem Kopf liegen zu lassen. Flachlegen verstärkt die Blutung. Nach kräftigem Ausschneuzen läßt man für einige Minuten beide Nasenflügel an das Septum pressen (also die Nase fest zuhalten). Blut, das in den Rachen läuft, ist auszuspucken. Kalte Umschläge in den Nacken sind nützlich. Der Patient ist zu beruhigen, bis der Arzt erscheint oder erreicht wird.
Der Arzt wird zunächst durch Einlage von Wattebäuschen oder Mullstreifen, die mit Novesine Lösung 1% unter Suprareninzusatz (1 Tropfen Suprarenin 1:1000 auf 1 ml Novesine) getränkt sind und die vorsichtig mit einer Kniepinzette in die Nase geschoben werden, versuchen, die Blutung zu stoppen. Gleichzeitig wird damit die Schleimhaut anästhesiert, falls weitere örtliche Maßnahmen erforderlich werden. Blutstillende ätzende Watte sollte wegen der diffusen Schädigung der Schleimhaut nicht verwandt werden.

Blutet es nach vorsichtiger Entfernung der Watte- oder Mulleinlagen weiter, so kann der in der Rhinoskopie Geübte – falls es sich um eine isolierte Gefäßblutung aus den vorderen Nasenabschnitten (z. B. dem Locus Kiesselbachii in der Mitte der vorderen Nasenscheidewand) handelt – durch umschriebene punktförmige Ätzung das Gefäß veröden. Dazu wird ein dünn gedrehter Wattetriller mit 20%iger Trichloressigsäure benutzt. Andernfalls oder bei mehr diffuser Blutung muß eine Nasentamponade durchgeführt werden:

Vordere Nasentamponade:
Sie wird in den meisten Fällen ausreichen und ist ohne Schwierigkeiten vom Allgemeinarzt auszuführen. Er benötigt dazu außer den Instrumenten zur Rhinoskopie (Nasenspekulum) lediglich eine Kniepinzette (S. 7) oder eine schmale Kornzange und eine Mullstreifentamponade. Am besten bestreicht man den Gazestreifen vorher mit Salbe (z. B. Bepanthen Nasensalbe) oder verwendet vorgefertigte Marbadal-Salbentamponade, damit sich die Tamponade nach ein oder zwei Tagen leichter wieder entfernen läßt. Stets soll auch die nicht blutende Seite - etwas lockerer - tamponiert werden, um durch Stützen des Septums einen genügenden Druck auszuüben.
a) Schichttamponade: Mehrere zigarettenförmig zusammengelegte Mullstreifen werden – vom Nasenboden angefangen – übereinandergeschichtet. Die Anzahl der Tamponaden ist zu merken, um bei der Entfernung keinen Streifen in der Nase zurückzulassen (Abb. 22a).
b) Fortlaufende Tamponade: Ein langer Tamponadestreifen wird – von hinten oben angefangen – in großen Wellen eingelegt (Abb. 22b). Nachteil: Das hintere Ende der Tamponade kann in den Rachen abrutschen und den Patienten belästigen.
Nachdem die Tamponade liegt, lassen sich weitere Maßnahmen ergreifen: Blutdrucksenkung bei Hypertonie, Absetzen einer Marcumar-Therapie, Volumenersatzmittel-Infusion (z. B. Rheomacrodex 10%ig) bei stärkerem Blutverlust, außerdem zur Unterstützung der Blutstillung Hämostyptica (z. B. Clauden-Tabletten, Sango-Stop-Lösung per os, Adrenoxyl i. m. oder i. v., Tachostyptan i. v.). Muß eine Tamponade länger als 2–3 Tage liegen bleiben oder wegen weiterer Blutungen nach ihrer Entfernung erneuert werden, so sind Antibiotica-Gaben per os zur Vermeidung einer Mischinfektion oder einer durch die Tube aufsteigenden Mittelohrinfektion ratsam.

Hintere Nasentamponade durch den HNO-Arzt:
Sollte die Blutung trotz vorderer Tamponade der Nase beiderseits nicht stehen, sondern weiter Blut in den Rachen laufen, ist eine hintere Tamponade erforderlich. Sie ist im allgemeinen dem HNO-Arzt zu überlassen, zu dem der Patient dann zu transportieren ist. Während des Transportes u. U. Volumenersatzmittel-Infusionen (z. B. Rheomacrodex 10%ig).
Bei der hinteren Nasentamponade (Bellocq) werden zunächst Gummischläuche durch die Nase eingeführt und zum Mund wieder herausgeleitet. An diese Gummischläuche wird ein vorgefertigter Mull- oder Schaumstoff-Tampon angebunden und durch den Mund in den

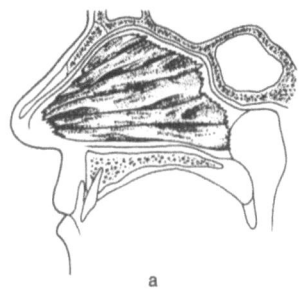
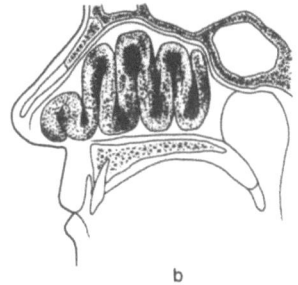
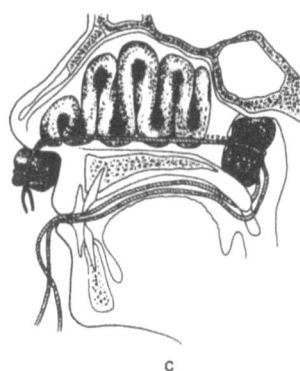

Abb. 22. Nasentamponade.
a) Schichttamponade,
b) fortlaufende Tamponade,
c) hintere Nasentamponade (Bellocq)

Nasenrachenraum und die Choane hineingezogen. Nach zusätzlicher vorderer Tamponade werden die Fäden vor dem Nasensteg verknotet (Abb. 22 c). Anstelle einer hinteren Nasentamponade können auch aufblasbare Gummikatheter verwendet werden, die von vorn durch die Nase in den Nasenrachenraum geschoben werden.
Ist auch damit die Blutung nicht zu stillen, müssen in der Klinik Gefäßunterbindungen durchgeführt werden (A. maxillaris, A. ethmoidalis ant. bzw. post.).

1.2. Nasen- und Nebenhöhlen-Tumoren

Verdächtig auf das Vorliegen eines *malignen Nasen- oder Nebenhöhlentumors* ist eine *mit Blut vermischte Eiterung* aus einer Nasenseite bei älteren Patienten. Die Überweisung zum HNO-Arzt ist notwendig zum Ausschluß oder zur Bestätigung der Diagnose. Im fortgeschrittenen Stadium kommen dann Verdrängungserscheinungen hinzu (Protrusio bulbi, Lockerung des Prothesensitzes).
Die *Malignome des Nasenrachenraumes* (Carcinome bei älteren Patienten und lymphoepitheliale Tumoren (= undifferenzierte Nasopharynxcarcinome) oder maligne Lymphome bei meist jüngeren Menschen und Kindern) zeigen sich außer durch die verlegte Nasenatmung und die *schleimig-blutige Absonderung* durch *Tubenventilationsstörungen* an. Bestehen bei älteren Menschen hartnäckige – häufiger einseitige – Tubenkatarrhe, ist eine genaue Untersuchung

des Nasenrachenraumes durch den HNO-Arzt erforderlich. Nicht selten werden die Symptome verkannt, und erst das Auftreten der ersten *Lymphknotenmetastasen* als Verdickung bzw. Knoten *hinter* dem M. sternocleidomastoideus im Nacken sind Veranlassung zur Überweisung und zur eingehenden Primärtumorsuche durch den HNO-Arzt.

Der Verdacht auf ein juveniles *Nasenrachenfibrom* (S. 59) muß bestehen, wenn bei *Knaben* die Nasenatmung über längere Zeit zunehmend behindert ist, ein Tubenkatarrh besteht und es schließlich zu Nasenblutungen kommt, die sehr heftig sein können.

2. Nasenblutung nach Trauma

Der ursächliche Zusammenhang ist zumeist klar. Die Blutungen sind nur bei schweren Zertrümmerungen stärker. Häufig stehen sie von selbst. Falls dies nicht der Fall ist, wird eine vordere Nasentamponade erforderlich.

2.1. Örtliches Nasenbluten durch den „bohrenden Finger"

Oft setzen sich Krüstchen und Schmutz am vorderen Septumanteil ab. Durch Abkratzen der Krüstchen mit dem Finger (Nasebohren!) wird die Schleimhaut lädiert und im Laufe der Zeit atrophisch (*Rhinitis sicca anterior*). Es kommt zu kleinen Blutungen aus den oberflächlich liegenden Gefäßen.

Th.: Nach der Blutstillung (Ätzen oder Tamponade S. 62) zur Nachbehandlung Verordnung von Bepanthen Nasensalbe.

2.2. Nasenbeinfraktur

Dg.: Je nach Richtung der Gewalteinwirkung steht das Nasengerüst schief, d. h. es weicht zur Seite ab oder der Nasenrücken ist eingedrückt (Sattelbildung). Die Veränderung der Stellung der äußeren Nase kann anfangs durch ein Hämatom oder durch äußere Wunden verdeckt sein.

Th.: Äußere Wunden sind rasch durch Naht bzw. Verband zu versorgen. Gegebenenfalls Tetanusprophylaxe. Die Reposition der Nasenbeinfraktur soll ebenfalls möglichst bald geschehen. Bei stärkeren Hämatomen kann man 2–3 Tage warten, möglichst nicht länger, da spätere Repositionen durch Festwerden der Nase erschwert und nach 1–2 Wochen ohne aufwendige Operationen unmöglich werden.

Bei offensichtlichem Schiefstand der Nase kann der Allgemeinarzt die Reposition sofort vornehmen, bei fraglicher Fraktur oder wenn die Fraktur nach Unfall oder Schlägerei wegen der forensischen Folgen dokumentiert werden soll, muß eine Röntgenuntersuchung (weiche seitliche Aufnahme der Nase) veranlaßt oder der Patient dem HNO-Arzt überwiesen werden.

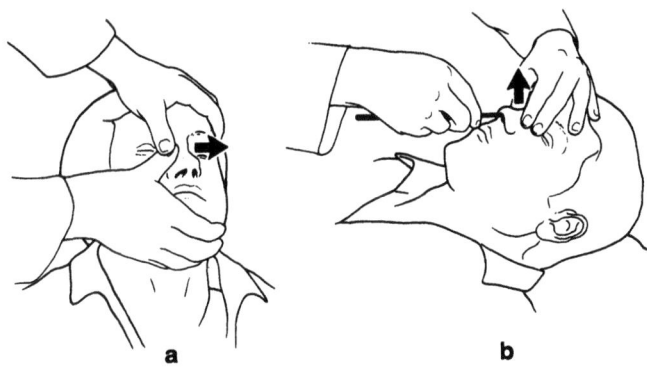

Abb. 23. Reposition einer Nasenbeinfraktur. a) Korrektur der seitlichen Verschiebung, b) Aufrichten mit Hilfe eines Elevatoriums

▶ *Technik der Reposition*: Sie kann in i.v. Kurznarkose z.B. mit Epontol durchgeführt werden. Bei stärkeren Blutungen in den Rachen ist eine Intubationsnarkose erforderlich. Falls keine Narkosemöglichkeiten bestehen, Reposition in Lokalanästhesie: Einstich beiderseits neben dem Nasenflügel und Infiltration entlang der seitlichen Nasenwand bis zur Nasenwurzel (je 5 ml 1%iges Xylocain mit Epinephrin).
Bei seitlich abgewichenem Nasenrücken Reposition durch kräftigen Daumendruck und anschließendem Heftpflasterzug zur Fixation (Abb. 23 a). Bei eingesunkenem Nasenrücken oder isoliertem Einbruch einer seitlichen Nasenwand Aufrichten des Nasenrückens durch Anheben bzw. Seitwärtsdrükken mit einem in die Nase eingeführten Elevatorium oder einem ähnlichen zur Verfügung stehenden Instrument (Abb. 23b). Nach dem Aufrichten eines eingesunkenen Nasenrückens muß die Nase für 4 Tage tamponiert werden (Nasentamponade S. 62).

● *Komplikationen*:
a) Kommt es zu einer Fraktur der Nasenscheidewand ohne perforierende Schleimhautzerreißung, so bildet sich ein *Septumhämatom,* das sich nach dem Nasentrauma in einer zunehmenden Verlegung der Nasenatmung und einer ballonartig aufgetriebenen Septumschleimhaut zeigt. Bei Sekundärinfektion entsteht ein *Septumabsceß* mit Knorpeleinschmelzung und Einsinken des knorpligen Nasenrückens.
Th.: Abpunktieren von Blut und Sekret, anschließend beiderseits Nasentamponade (S. 62). Bei Sekundärinfektion Antibiotica (z.B. Vibramycin-Kapseln oder Vibravenös), bei Absceßbildung Incision.
b) Unterbleibt die Reposition einer Nasenbeinfraktur mit Deformierung der äußeren Nase, kommt es zur Ausbildung einer knöchernen Schief-, Breit- oder Sattelnase und durch den gleichzeitigen Schiefstand des Nasenseptums zur bleibenden Behinderung der Nasenatmung.

Th.: Funktionelle Nasenplastik mit Operation der äußeren Nase und des Septums durch den HNO-Arzt zur Verbesserung der Nasenatmung und Korrektur des Nasenäußeren.

c) Auf Zeichen einer Mitbeteiligung der Nebenhöhlen und der Schädelbasis bei Nasenbeinfrakturen achten! Sofortige Einweisung in klinische Behandlung bei Verdacht auf:

2.3. Nebenhöhlenverletzungen und frontobasale Frakturen

Hinweise auf Frakturen sind bei:
- ▶ Kieferhöhlenfrakturen (Orbitabodenfrakturen): Doppelbilder mit Einschränkung der Bulbusbeweglichkeit, Stufenbildung im Infraorbitalrand, Kieferklemme oder Kiefersperre, Parästhesien im Bereich des 2. Trigeminusastes.
- ▶ Siebbeinfrakturen: Luftemphysem der Lider.
- ▶ Mittelgesichtsfrakturen (Le Fort I–III) und Unterkieferfrakturen: Abnorme Beweglichkeit des Oberkiefers gegenüber der Schädelbasis bzw. Beweglichkeit der Unterkieferanteile gegeneinander mit Störung der Occlusion.
- ▶ Frontobasalen Frakturen (Stirnhöhlenhinterwand, Siebbein, Schädelbasis): Brillenhämatom, Blutung aus Nase und Mund. Liquorabfluß aus der Nase ist ein sicheres Zeichen einer Durazerreißung.
- ● Gefahr: Aufsteigende Meningitis bei Duraverletzungen.

IV. Differentialdiagnose der Kopfschmerzen

Im HNO-Gebiet entstehende Kopfschmerzen sind von Kopfschmerzen anderer Genese zu unterscheiden.

1. Kopfschmerzen bei behinderter Nasenatmung (rhinogene Ursachen)

Allgemeiner Infekt, akute Rhinitis, „Erkältung" S. 51
Vasomotorische Rhinitis S. 54
Ozaena S. 54
Septumdeviation S. 59
Rachenmandelhyperplasie S. 59
Nasen-, Nebenhöhlen- und Nasopharynx-Tumoren S. 63
Nasen- und Nebenhöhlenverletzungen, insbesondere Stirnhöhlenhinterwandfissuren oder -frakturen S. 66

2. Ohr-Kopfschmerzen (otogene Ursachen)

Otitis externa S. 22
Otitis media acuta und chronica S. 24 u. 25
Mastoiditis S. 25
Zoster oticus S. 28
Ohrverletzungen S. 33
Tubenmittelohrkatarrh S. 35
(Otalgien S. 29)

3. Kopfschmerzen mit Ursachen außerhalb des HNO-Gebietes

▶ Trigeminusneuralgie: Schmerz bei Druck auf die Nervenaustrittspunkte. Symptomatisch bei Sinusitis, Nebenhöhlentrauma und nach Nebenhöhlenoperationen. Idiopathisch: Attackenartiger Schmerz für Sekunden, ausgelöst bei Reizung der Triggerpunkte.
▶ Vasomotorische Kopfschmerzen: Diffus, über Tage, wetterabhängig, u. U. durch Ovulationshemmer verstärkt.
▶ Migräne: Tiefsitzende stechende Halbseitenkopfschmerzen (Seite wechselnd!) mit Übelkeit, Brechreiz, Schwindel, gelegentlich Sehstörungen, wetterunabhängig.
▶ Blutdruckdysregulation (Hypertonie, Hypotonie): Kopfschmerzen diffus, im Hinterkopf oder der Stirn.

- ▶ Sklerose der Hirngefäße: Oft Hinterkopfschmerzen am Morgen.
- ▶ Arteriitis temporalis: Meist älterer Patient mit anhaltendem, bohrendem, oft pulsierendem Schmerz in der Schläfe. Gefäße dort schmerzhaft und geschlängelt. Hohe BKS.
- ▶ Uncharakteristische Kopfschmerzen bei Eisenmangelanämien und Nierenerkrankungen (chronische Pyelonephritis).
- ▶ Vertebragener Kopfschmerz, Occipitalneuralgie: Vom Nacken in das Hinterhaupt und den Kopf nach vorn ausstrahlende Schmerzen. Druckschmerz am Nervenaustrittspunkt des N. occipitalis. Verspannung der oft knotigen Nackenmuskulatur. Fixierte Fehlhaltung der gestreckten Halswirbelsäule, nicht selten mit Symptomen einer cervicalen Migräne einhergehend. (Therapeutischer Versuch: Impletol-Injektion in die Gegend der Nervenaustrittspunkte!).
- ▶ Meningitis: Rasch zunehmende Kopfschmerzen, Benommenheit, Erbrechen, Nackensteifigkeit, Fieber.
- ▶ Intracranielle Drucksteigerungen: Subarachnoidalblutung (schlagartige Kopfschmerzen). Hirntumoren (Kopfschmerzen mit Erbrechen, Druckpuls, selten Fieber).
- ▶ Postcommotionelle oder postcontusionelle Kopfschmerzen nach Schädeltraumen.
- ▶ Vergiftungen und Medikamentenmißbrauch: z.B. „Phenacetin-Kopfschmerzen" nach langem Gebrauch phenacetinhaltiger Schmerzmittel.
- ▶ Kopfschmerzen bei Augenerkrankungen: Glaukomanfall. Nicht korrigierte Fehlsichtigkeit. Latentes Schielen.
- ▶ Kopfschmerzen bei Zahnerkrankungen: Pulpitis. Occlusionsstörungen (Costen-Syndrom).
- ▶ Kopfschmerzen im Rahmen psychiatrischer Erkrankungen: Neurotische Gesundheitsstörungen. Endogene Depressionen (dumpfer, drückender Kopfschmerz).
- ▶ Bing-Horton-Syndrom: Anfallsartige Schmerzen in der Augen-Schläfenregion.
- ▶ Charlin-Syndrom: Anfallsartige Schmerzen im inneren Augenwinkel (Nasociliarneuralgie).

Leitsymptom: Schluckbeschwerden (Schwierigkeiten bei der Nahrungsaufnahme)

1. Ursachen im Bereich der Mundhöhle

1.1. Glossitis (Zungenbrennen)

Sympt.: Die Hauptbeschwerden sind Brennen und Schmerzen auf der Zungenoberfläche, vor allem an der Zungenspitze und an den seitlichen Zungenrändern. Damit können verbunden sein Klagen über Geschmacksstörungen und Parästhesien.
Dg.: Anfangs sieht man die vergrößerten Papillen als hochrote Punkte, später erscheint die Zungenoberfläche infolge Atrophie der Papillen glatt, glänzend und hochrot oder blaßrot.
Th.: Die Therapie richtet sich nach dem Grundleiden: Scharfe Zahnkanten und Zahnstein sind zu entfernen. Blutuntersuchungen müssen eine *Eisenmangelanämie* (Plummer-Vinson-Syndrom, dabei durch Atrophie der Oesophagusschleimhaut auch Dysphagie) und eine *perniziöse Anämie* (Hunter-Glossitis) ausschließen.
Symptomatische Behandlung der Glossitis mit Kamillenspülungen, Bepanthenlösung, Vermeiden von scharfen Speisen und Getränken. Rauchverbot. Entzündlich oedematöse Zungenränder mit Volon A Haftsalbe bestreichen.

1.2. Stomatitis

Sympt.: Brennende Schmerzen in der gesamten Mundhöhle. Mundgeruch. Speichelfluß. Fieber.
Dg.: Bei der *aphthösen Form* (Virusinfektion mit Herpes simplex) anfangs Bläschen auf der Schleimhaut, an deren Stelle bald linsengroße weiße Aphthen treten.
Bei der *ulcerösen Form* (bakterielle Infektion mit Stäbchen und Spirillen) mit Fibrin bedeckte Schleimhautulcera.
Th.: Betupfen der Aphthen und Auswischen der Ulcera mit 5%iger Chromsäurelösung, Laryngomedin Mundspray (Enthält ein Oberflächenanaestheticum).

▎ *Achtung Differentialdiagnose*:
Bei allen Ulcerationen der Mundschleimhaut an

▶ *Carcinom* denken! Heilen Schleimhautulcera nicht in 2–3 Wochen ab, muß eine Probeexcision und eingehende Untersuchung durch einen HNO-Arzt

erfolgen! Das gleiche gilt bei verdickten oder ulcerierten Leukoplakien in der Mundhöhle.
▶ *Tuberkulöse Ulcerationen* – heute selten – sind flach, konfluierend, girlandenförmig. Zum Ausschluß einer Tuberkulose ist eine Röntgenuntersuchung der Lunge notwendig.
▶ Bei *Agranulocytose* oder einer *Leukämie* treten schmutzig oder schwärzlich verfärbte Ulcera auf. Sie erfordern umgehend Blutuntersuchungen!

1.3. Gaumenverletzung

Sie kommen nicht selten bei Kindern vor, die mit einem Stöckchen oder einem Bleistift im Mund hinstürzen. Die Verletzungen des weichen Gaumens brauchen nur dann genäht zu werden, wenn die Wundränder fetzig sind und sich nicht aneinander legen. Dazu ist bei Kindern im allgemeinen eine Narkose erforderlich. Zu erfragen ist, ob ein Teil des Fremdkörpers abgebrochen sein könnte, der dann noch in der Wunde vermutet werden müßte. Ggf. Tetanusprophylaxe und bei Infektionsverdacht Antibiotica per os (z. B. Binotal Saft oder Kapseln bei Kindern).
● Komplikationen können bei tiefen Pfählungsverletzungen durch Blutungen aus der A. carotis oder ihren Ästen auftreten.

2. Halsschmerzen

Sie entstehen im wesentlichen bei entzündlichen Erkrankungen des lymphatischen Rachenringes. Für Patienten sind Halsschmerzen sehr häufig ein Grund, die Sprechstunde des Allgemeinarztes aufzusuchen.

2.1. Angina lacunaris (Angina tonsillaris)

Akute Entzündung der Gaumenmandeln. Infektion mit β-hämolysierenden Streptokokken. Vorwiegend bei Kindern und jugendlichen Erwachsenen.
Sympt.: Schluckbeschwerden beiderseits mit Stichen bis in beide Ohren. Fieber. Allgemeines Krankheitsgefühl.
Befund: Rötung und Schwellung der Gaumenmandeln, die mit weißen Stippchen belegt sind. Schwellung der druckschmerzhaften Kieferwinkellymphknoten. Die Entzündung des lymphatischen Gewebes und die Stippchen können sich auch auf anderen Teilen des lymphatischen Rachenringes finden, z. B. auf den Seitensträngen rechts und links an der Rachenhinterwand (*Seitenstrangangina*), insbesondere wenn die Gaumenmandeln früher entfernt wurden, auf dem Zungengrund (*Zungengrundangina* mit der Gefahr eines Epiglottis-Ödems S. 82) und bei Kindern auf der Rachenmandel im Nasenrachenraum (*Angina retronasalis*). Konfluierende weißliche Beläge auf den Tonsillen bilden sich bei der *Pneumokokkenangina*.

Th.: Penicillin über 4–6 Tage (z. B. Megacillin i. m., Baycillin per os, Isocillin per os). Mundspülen mit Kamillentee oder Hexoral. Solange Fieber besteht Bettruhe. Nach Abklingen der Angina Urinkontrolle!

Differentialdiagnose:
▶ Angina Plaut-Vincenti: einseitige Schluckbeschwerden mit tiefer Ulceration der Tonsille. Im Abstrich Stäbchen und Spirillen.
Th.: Auswischen des Ulcus mit 5%iger Chromsäure.

❚ *Achtung*: Heilt das Ulcus nicht nach 2–3 Wochen ab *Carcinomverdacht*: Probeexcision und histologische Untersuchung veranlassen!

▶ *Angina agranulocytotica*: Schmutzig verfärbte Ulcera. Diagnose durch Blutbild, wobei auf die Anzahl der Leukocyten zu achten ist. Es finden sich kaum Granulocyten.

▶ *Monocytenangina* (= Pfeiffer'sches Drüsenfieber): Viruserkrankung. Die vergrößerten Tonsillen sind mit Fibrin bedeckt. Erhebliche Lymphknotenschwellungen. Leberschwellung. Milzschwellung. Fieber. Diagnose durch Blutbild (auffallend viele atypische Lymphocyten, Monocyten) und serologische Untersuchung (Komplementbindungsreaktion nach Paul-Bunnell, Monosticon Schnelltest in der 2. bis 3. Woche positiv).
Th.: Hohe Penicillingaben, Bettruhe, bei epidemischem Auftreten Isolierung oder Einweisung in eine Isolierstation.

▶ *Herpangina* (Coxsackie-A-Virus-Infektion): Tonsillen gerötet und verdickt, auf den vorderen Gaumenbögen aphthenähnliche Erosionen.

▶ *Spezifische Angina* (Lues II): Schleierartige weißliche Beläge auf den Tonsillen und darüber hinaus auf dem Rachenring und der Mundschleimhaut (Plaques muqueuses). Diagnose durch serologischen Lues-Nachweis.

▶ *Diphtherie* (heute kaum vorkommend): Die festhaftenden Fibrinbeläge reichen über die Tonsillen hinaus und bluten leicht bei Berührung. Halslymphknotenschwellung. Süßlicher Foetor ex ore. Als Komplikation Gaumensegellähmung. Diagnose durch Abstrich und Nachweis der Diphtherie-Bazillen. Meldepflicht! Diphtherie-Serum bereits bei begründetem Verdacht!

▶ *Soor*: Kalkweiße Stippchen und Rasen auf Tonsille und Gaumenschleimhaut. Unter den Pilzrasen flache Erosionen. Diagnose durch Abstrichuntersuchung auf Pilze (Candida albicans).
Th.: Mundspülen mit Moronal-Suspension.
Eine Soorstomatitis wird gelegentlich bei Ernährungsstörungen, während Röntgenbestrahlungen und nach Antibioticatherapie beobachtet und kann sich bis in den Oesophagus ausdehnen!

2.2. Peritonsillarabsceß

Er tritt meist 1 Woche nach einer Angina lacunaris auf. Zunächst Infiltration, später Absceßbildung im peritonsillären Gewebe.

Sympt.: Es kommt erneut zu Halsschmerzen, Schluckbeschwerden und Stichen ins Ohr (alles nur auf *einer* Seite konzentriert). Kloßige Sprache. Kieferklemme. Fieberanstieg.

Befund: Vorwölbung und ödematöse Schwellung eines Gaumenbogens und des Zäpfchens, das nach der anderen Seite gedrängt ist. Schwellung und Schmerzhaftigkeit der Kieferwinkellymphknoten. Die Untersuchung des Rachens ist oft durch die Kieferklemme erschwert (bei einer Kieferklemme muß differentialdiagnostisch an Tetanus oder erschwerten Durchbruch eines Weisheitszahnes gedacht werden!).

Th.: Im Stadium der Peritonsillitis, solange es noch nicht zur Einschmelzung des Gewebes gekommen ist, kann eine konservative Therapie mit Penicillin-Injektionen (z.B. Megacillin 1 oder 2 × täglich i.m.) versucht werden. Kommt es nach 2 oder 3 Tagen nicht zu einem Rückgang des Infiltrates oder bildet sich ein Absceß, muß unter weiterer Penicillintherapie incidiert werden.

▶ *Absceßeröffnung*: Der Patient (mit Gummischürze) sitzt dem Arzt gegenüber und hält eine Nierenschale (nicht im Liegen Absceß eröffnen, weil sonst Blut und Eiter nach hinten fließen und aspiriert werden können!).

Der vorgewölbte Gaumenbogen wird mit Xylocain-Spray oder Gingicain-M besprüht. Zusätzlich kann noch eine oberflächliche Lokalanästhesie (2–3 ml 0,5%iges Xylocain mit Epinephrin) durchgeführt werden. Bestehen in dem ödematösen Gewebe Zweifel über die Lokalisation des Abscesses, empfiehlt es sich, mit einer dicken Kanüle und Rekordspritze zunächst eine Punktion durchzuführen, ehe incidiert wird (Abb. 24a), oder man palpiert den Absceß mit dem behandschuhten Finger und versucht eine Fluktuation bzw. eine weiche Stelle zu ertasten. Die Incision erfolgt mit einem spitzen Skalpell auf der Höhe der Vorwölbung des vorderen Gaumenbogens lateral von der Tonsille, im allgemeinen im Bereich einer gedachten Linie zwischen Weisheitszahn und Basis des Zäpfchens (Abb. 24b). (Nicht *in* die Tonsille schneiden, der Absceß sitzt *peritonsillär!* Nicht tiefer als 1 cm schneiden, um die Gefäße im Spatium parapharyngeum – z.B. die A. carotis – nicht zu verletzen. Am besten Skalpellschneide bis auf eine 1 cm lange Spitze mit Heftpflaster umwickeln!).

Anschließend Eingehen mit der Kornzange in den Schnitt und Aufspreizen der Weichteile (Abb. 24c). Ist der Absceß bei der Incision noch nicht eröffnet worden, dringt man mit der Kornzange stumpf bis zum Absceß vor. Hatte sich entgegen der Annahme noch kein Absceß gebildet, so bringt das Aufspreizen der Weichteile in dem infiltrierten Gewebe trotzdem bereits Erleichterung.

Nach der Eröffnung des Abscesses mit Abfließen des Eiters Mund spülen lassen.

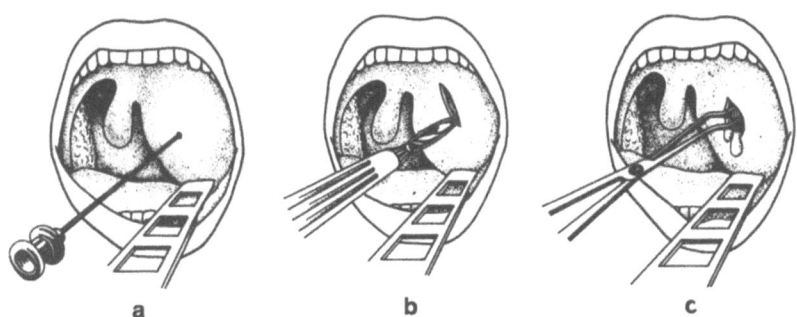

Abb. 24. Peritonsillarabsceß. a) Punktion, b) Incision, c) Spreizen der Incisionsstelle

In den ersten Tagen nach der Incision wird die rasch verklebende Incisionswunde ohne Anästhesie erneut mit der Kornzange einmal täglich aufgespreizt, solange sich noch Eiter nach der Spreizung entleert.

● *Komplikationen und Gefahr:*
Wird der Absceß nicht gefunden, liegt er hinter der Tonsille (Retrotonsillarabsceß mit Vorwölbung des hinteren Gaumenbogens!) oder klingt das Krankheitsbild nach der Incision nicht ab oder treten im Verlauf der Erkrankung septische Temperaturen auf, ist eine sofortige Einweisung in eine HNO-Abteilung oder Klinik erforderlich, da die Gefahr einer *tonsillogenen Sepsis* besteht und eine Abseß-Tonsillektomie oder ein Eingriff an der V. jugularis int. notwendig werden. Auch ohne Peritonsillarabsceß kann es im Verlauf einer Angina lacunaris zur Sepsis kommen (Alarmzeichen: *Schüttelfrost!*). Die Sepsis nach Angina macht ebenfalls eine sofortige stationäre Behandlung erforderlich.

2.3. Retropharyngealabsceß

Nach Entzündungen im Nasenrachenraum, z. B. nach einer Angina retronasalis bei Kindern, kann es zu einer Abscedierung der retropharyngealen (prävertebralen) Lymphknoten kommen.

Sympt.: Die Kinder haben Schluckbeschwerden und verweigern die Nahrungsaufnahme. *Der Kopf wird steif gehalten.* Die Atmung kann behindert sein. Fieber.

Dg.: Bei der Inspektion des Rachenraumes sieht man eine Vorwölbung der Rachenhinterwand, die bei Palpation prall elastisch ist oder fluktuiert. Die Lymphknoten *hinter* dem M. sternocleidomastoideus sind geschwollen.

Th.: Bei Verdacht auf einen Retropharyngealabsceß Einweisung in eine HNO-Abteilung oder Klinik. Die Diagnose wird dort durch ein seitliches Röntgenbild des Halses gesichert, auf dem der verbreiterte prävertebrale Weichteilschatten zu sehen ist. Die Incision wird in Narkose am zurückgebeugten Kopf durchgeführt, um eine Aspiration zu vermeiden.

2.4. Chronische Tonsillitis

Chronisch entzündete Gaumenmandeln können als Herd für folgende Krankheiten in Frage kommen:
- Akuter fieberhafter Gelenkrheumatismus, rheumatisches Fieber (nicht primär chronischer Gelenkrheumatismus)
- Glomerulonephritis und Herdnephritis
- Pustulosis palmaris et plantaris
- Entzündliche Herz- und Gefäßkrankheiten
- Entzündliche Augenkrankheiten
- Neuritiden

Mit einer chronischen Tonsillitis ist nach mehrfachen fieberhaften akuten Anginen zu rechnen. Die chronische Tonsillitis kann sich aber auch ohne akute entzündliche Reaktionen an den Tonsillen und ohne Schmerzen bilden.

Dg.: Die chronische Tonsillitis ist bei der Untersuchung zu diagnostizieren durch:
- Zerklüftete, aufgelockerte oder narbig veränderte Tonsillenoberfläche.
- Rötung der vorderen Gaumenbögen.
- Schlechte Luxierbarkeit der Tonsillen aus dem Mandelbett (s. Untersuchung des Rachens S. 10).
- Bei Druck auf den vorderen Gaumenbogen von lateral nach medial lassen sich aus den Tonsillenkrypten trübes eitriges Sekret und Detritus-Pfröpfe exprimieren.
- Die Größe der Tonsillen allein ist *nicht* entscheidend.
- Ein erhöhter Antistreptolysintiter spricht für das Vorliegen einer chronischen Tonsillitis, bei negativem Ausfall ist ein Herd jedoch nicht auszuschließen.

Th.: Mundspülen, Gurgeln und Antibiotica-Gaben können eine chronische Tonsillitis *nicht* beseitigen.
Die Therapie der Wahl ist eine *Tonsillektomie* durch einen HNO-Arzt. Bei der Tonsillektomie werden die Gaumentonsillen vollständig ausgeschält. Bei Hämophilie kann mit entsprechender Substitution oder mit Hilfe der Kryochirurgie (Vereisung) tonsillektomiert werden. Früher übliche „Mandelkappungen" werden heute nicht mehr ausgeführt, weil oberflächliche Narben zum Verschluß der Krypten führen.
Indikationen zur Tonsillektomie ab dem 4. Lebensjahr ohne Altersgrenze nach oben sind:
- Chronische Tonsillitis mit Herdverdacht.
- Rezidivierende Anginen (Operation im Intervall 4 Wochen nach der letzten Angina).
- Sepsis nach Angina.

▶ Rezidivierender oder nicht abheilender Peritonsillarabsceß (Absceßtonsillektomie).

Hyperplastische Gaumenmandeln bei Kindern ohne entzündliche Erscheinungen und ohne rezidivierende Anginen stellen *keine* Indikation zur Tonsillektomie dar, es sei denn übergroße Tonsillen behindern mechanisch das Atmen und den Schluckakt.

Gegenindikationen zur Tonsillektomie bei Agranulocytose und Leukämie.

2.5. Pharyngitis

Erkrankungen der Rachenschleimhaut sind häufig, sie zeigen sich in sehr verschiedenen Formen, die jeweils unterschiedlicher therapeutischer Maßnahmen durch den Allgemeinarzt bedürfen.

Akute Pharyngitis
Dg.: Sie tritt im Rahmen eines fieberhaften Virusinfektes der oberen Luftwege auf und zeigt sich in geröteter und verdickter Schleimhaut der Rachenhinterwand, vor allem im Bereich einzelner Lymphfollikel und der Seitenstränge.
Th.: Gegen die Schluckbeschwerden warme Halswickel und Lutschtabletten (Targophagin, Siogeno, Tyrosolvetten, Iversal, Formamint, Panflavin, Hexoraletten). Antibioticazusatz in Lutschtabletten ist bei einem Virusinfekt *nicht* sinnvoll und würde eine Soorbildung fördern.

Chronische Pharyngitis
Meist als atrophische Form = *Pharyngitis sicca.*
Sympt.: Die Beschwerden bestehen in Trockenheitsgefühl im Rachen, Bildung von zähem Schleim und Räusperzwang. Die Schluckbeschwerden treten vor allem beim Leerschlucken (Speichelschlucken), nicht dagegen bei der Nahrungsaufnahme auf.
Dg.: Die Schleimhaut der Rachenhinterwand erscheint trocken, glänzend, blaß und mit Schleim bedeckt. In der atrophischen Schleimhaut können einzelne gerötete Lymphfollikel zu sehen sein. Nach Diabetes mellitus fahnden!
Th.: Lutschen von Mucidan-Tabletten oder Isla-Moos-Pastillen. Milde Öle durch die Nase in den Rachen laufen lassen, z. B. Turipol. Zur Befeuchtung der Schleimhaut Inhalationen mit Emser-Salz. In der Wohnung und am Arbeitsplatz Luftbefeuchter aufstellen. Seeklima günstig. Isoliert hyperplastische Lymphfollikel oder Seitenstränge in Oberflächenanaesthesie durch HNO-Arzt verätzen oder vereisen (Kryochirurgie).
Keine schleimhautabschwellenden Mittel verwenden, keine menthol- bzw. pfefferminzhaltigen Bonbons lutschen, keine scharfen Gewürze, keine konzentrierten Alkoholika, da alles zu weiterer Trockenheit der Schleimhaut führt und schließlich subjektiv unangenehm empfunden wird. Staubeinwirkungen und chemische Reize am Arbeitsplatz sind zu vermeiden.

DD.: Trockene Schleimhäute finden sich auch beim Plummer-Vinson-Syndrom (S. 69) und beim Sjögren-Syndrom (Gelenkentzündungen, Keratoconjunctivitis, Speicheldrüsenschwellungen).

Globusgefühl
Druckgefühl im Hals und Schluckbeschwerden, auch Trockenheitsgefühl, ähnlich wie bei Pharyngitis sicca, aber ohne daß ein organisch krankhafter Befund erhoben werden kann. Häufig handelt es sich um vegetativ labile Patienten oder um Frauen im Klimakterium. Nicht selten besteht eine Carcinophobie. Wichtig ist eine genaue Inspektion des Rachenraumes – wenn möglich auch des Kehlkopfes – um keine organische Ursache für die Beschwerden, die auch als Kloßgefühl und Fremdkörpergefühl im Hals geschildert werden, zu übersehen. Zu achten ist darauf, ob eine Tonsillitis, eine Zungengrundtonsillenhyperplasie, ein Neoplasma im Rachen oder Kehlkopf oder eine Osteochondrose der Halswirbelsäule vorliegen. Bei hartnäckigen Beschwerden sollte eine Röntgenbreipassage des Oesophagus veranlaßt werden.
Th.: Symptomatisch wie bei der trockenen Schleimhaut einer Pharyngitis sicca Turipol durch die Nase und Emser-Salz-Inhalationen. Gelegentlich wird ein Touchieren der Zungengrundtonsille mit 2% Arg. nitricum-Lösung angenehm empfunden. Bei stärkeren subjektiven Beschwerden auch Valium 5 oder Librium 5 (2 × täglich). Da der „Globus nervosus" als psychosomatisches Krankheitsbild aufzufassen ist, sollte nach seelischen Belastungen gefahndet werden. Eine psychische Führung ist dann indiziert.

Mundtrockenheit
Im Anschluß an Röntgenbestrahlungen von Malignomen im Kopf-Halsbereich findet sich nicht selten durch Atrophie der Schleim- und Speicheldrüsen eine Trockenheit der Schleimhäute in Mund und Rachen, die die Patienten sehr belästigt.
Th.: Mucinol Dragees. Glandosane Spray (Synthetischer Speichel).

2.6. Mesopharynxtumoren

Jede Ulceration der Schleimhaut im Bereich der Tonsille oder der Zungenoberfläche ist ebenso wie auch alle anderen Epitheldefekte der Mundschleimhaut so lange verdächtig auf ein *Carcinom*, bis das Gegenteil bewiesen ist. Für die Praxis des Allgemeinarztes bedeutet das:

> Besteht eine Schleimhautulceration länger als 2–3 Wochen, ist der Patient einem HNO-Arzt zur Probeexcision mit histologischer Untersuchung und zur weiteren Therapie zuzuweisen.

Im Mesopharynx kommen neben Carcinomen nicht selten auch lymphoepitheliale Tumoren (undifferenzierte Nasopharynxcarcinome) oder maligne Lymphome (frühere Nomenklatur: Rethothelsarkome, Lymphosarkome) vor. Bei diesen Tumoren steht weniger der geschwürige Zerfall, sondern mehr die *tumoröse Verhärtung und Vorwölbung* im Vordergrund (Palpation!). Typisch ist die rasche Metastasierung in die tiefen seitlichen Halslymphknoten.

3. Schluckstörungen (Speiseröhrenerkrankungen)

3.1. Fremdkörper

Fremdkörper gelangen gelegentlich in die Speisewege und bleiben je nach Art des Fremdkörpers an typischer Stelle stecken: z. B. Fischgräten in den *Tonsillen* oder im *Zungengrund*, Tabletten sowie Wurst- bzw. Rollmopsholzspießchen im *Hypopharynx*, Geldstücke und Spielzeugteile bei Kindern oder Knochen, Fleischbrocken und Prothesenteile bei Erwachsenen im *oberen Oesophagusabschnitt* (d. h. meist in der ersten Oesophagusenge hinter dem Kehlkopf, seltener im mittleren Oesophagus oder vor der Kardia).
Sympt.: Der Patient gibt fast immer sehr genau die Höhe, im Rachen und Hypopharynx auch die Seite an, in der der Fremdkörper im Speiseweg sitzt. Fischgräten, Holzspießchen, Glasscherben und Nadeln führen zu einem stechenden Schmerz beim Schlucken. Ist der Oesophagus durch große Fleischbrocken oder z. B. einen Pfirsichkern völlig verschlossen, wird eine weitere Nahrungsaufnahme oder das Schlucken von Flüssigkeit unmöglich.
Hat der Fremdkörper nur eine Schleimhautwunde gesetzt, ist selbst aber bereits in den Magen gelangt, wird der Patient oft das Gefühl haben, der Fremdkörper sitzt noch im Rachen oder Oesophagus. Die Situation muß in jedem Fall durch eine Untersuchung abgeklärt werden.
- Gefahr: Spitze Fremdkörper können die Oesophaguswand durchbohren und eine *Mediastinitis* auslösen: Symptome sind Stiche zwischen den Schulterblättern und ein Luftemphysem in den Halsweichteilen.

Hustenanfälle sind nicht typisch bei verschluckten Fremdkörpern in den Speisewegen. Bei Husten oder Luftmangel ist vielmehr mit einer Aspiration eines Fremdkörpers in Trachea oder Bronchialbaum zu rechnen (S. 87).
Th.: Der Allgemeinarzt kann *Fremdkörper der Mundhöhle* und des Rachens bei guter Beleuchtung erkennen und mit einer Kornzange entfernen. Fischgräten in den Tonsillen sind schwer auszumachen, wenn sie weiß oder durchsichtig sind und so mit einem Schleimfaden verwechselt werden können. Durch Tasten mit dem Finger kann die Gräte unter Umständen lokalisiert werden.
Bei Würgreiz des Patienten empfiehlt sich vor der Untersuchung ein Einsprühen des Rachens mit Xylocain-Spray oder Gingicain-M-Spray.

Fremdkörper im Hypopharynx lassen sich nur erkennen, wenn die indirekte Kehlkopfspiegeltechnik beherrscht wird. Man benötigt zur Entfernung des Fremdkörpers dann eine gebogene Kornzange. Ist ein Intubationsspatel nach

Mc Intosh (S. 89) vorhanden, können Hypopharynxfremdkörper unter direkter Sicht entfernt werden.

Besteht der Verdacht eines *Oesophagusfremdkörpers*, ist eine Röntgenuntersuchung der Speiseröhre zu veranlassen: Knochenstücke oder Metallteile stellen sich direkt dar, nicht schattengebende Fremdkörper erkennt man auf der seitlichen Röntgenaufnahme des oberen Oesophagusabschnittes an einer Luftansammlung in der Speiseröhre in Höhe des Fremdkörpers. Außerdem sieht man eine Streckhaltung der Halswirbelsäule.

Bestätigt sich bei der Röntgenuntersuchung der Verdacht auf einen Fremdkörper, muß eine endoskopische Entfernung durch eine *Oesophagoskopie* vom HNO-Arzt vorgenommen werden. Ein blindes Hinabstoßen eines Fremdkörpers mit einem Magenschlauch oder die Anwendung eines sogenannten Münzenfängers sind wegen der Verletzungsmöglichkeiten unbedingt kontraindiziert. Sauerkraut und Kartoffelbrei zu schlucken – ein beliebtes Hausmittel –, sollte vom Arzt verboten werden, da sie die Fremdkörper nicht in den Magen befördern und die Extraktion bei der Oesophagoskopie erschweren.

3.2. Verätzungen (Verbrühungen)

Diese echte Notfallsituation erfordert das rasche Eingreifen des Allgemeinarztes. Mit schwersten Verätzungen ist zu rechnen, wenn das Ätzmittel in suicidaler Absicht genommen wurde. Bei versehentlicher Verätzung, z.B. durch Verwechslung der Flasche werden höchstens 1–2 Schlucke getrunken.

Als Ätzmittel kommen Säuren (Salzsäure, Essigsäure) oder Laugen (Natronlauge, Salmiakgeist) in Frage. Die Folgen der Verätzung sind abhängig von Menge, Konzentration und Einwirkungsdauer des Ätzmittels.

- Die *akute Gefahr* besteht allgemein in einem Schockzustand und einer Intoxikation mit Leber- und Nierenschäden (Nierenversagen) und örtlich in einem *Ödem des Kehlkopfes* und *Atemnot*, mit denen vor allem bei Verbrühungen zu rechnen ist, wenn Kinder heißen Tee oder Kaffee direkt aus der Kanne trinken.
- Eine *Oesophagusperforation* zeigt sich in Stichen zwischen den Schulterblättern und einem Luftemphysem in den Halsweichteilen, eine *Magenperforation* in Bauchdeckenspannung an.
- *Spätfolgen* sind *Narbenstenosen* des Oesophagus, die sich einige Wochen nach der Verätzung durch zunehmende Schluckbehinderung anzeigen, unter Umständen kommt es zu einem plötzlichen Stop bei der Nahrungsaufnahme, wenn sich ein Stück fester Speise vor die Stenose legt. (Th.: Einweisung in eine HNO-Klinik zur Oesophagoskopie und Bougierungs-Behandlung).

Th.: Therapeutisches Vorgehen bei *frischen* Verätzungen: Möglichst sofort abklären, wieviel und welches Ätzmittel getrunken wurde (suicidale Absicht oder nicht?).

Die Inspektion der Mundschleimhaut zeigt zwar eine Rötung und evtl. Fibrinbeläge, aber ein sicherer Schluß, wieviel tatsächlich geschluckt oder wieder ausgespuckt wurde, ist aus dem örtlichen Befund allein nicht möglich.

Sofortmaßnahmen:
- ▶ Zur Verdünnung des Ätzmittels Milch oder Wasser trinken lassen.
- ▶ Eine Magenspülung mit weichem Magenschlauch ist nur durchzuführen, wenn der Verdacht vorliegt, daß in suicidaler Absicht außer dem Ätzmittel noch Tabletten geschluckt wurden. Besteht ein Hinweis auf eine Magen- oder Oesophagusperforation, muß eine Magenspülung unterbleiben.
- ▶ Bei Schockzuständen Infusionen von Volumenersatzmitteln (z. B. Rheomacrodex 10%ig) und Corticoide (z. B. 50 mg Solu-Decortin-H i. m. oder i. v.), die gleichzeitig gegen ein drohendes Glottisödem wirken. Außerdem Gabe von Antibiotica.

Nur bei Suicid mit großen Mengen Ätzmittel und frühzeitiger Behandlungsmöglichkeit (in der ersten Stunde!) ist der Versuch einer Neutralisation noch sinnvoll, meist aber wenig effektvoll. Dazu gibt man
- ▶ bei *Säureverätzungen* Magnesia usta (Natrium bicarbonat ist wegen starker Gasbildung kontraindiziert!),
- ▶ bei *Laugenverätzungen* verdünnte Essig- oder Zitronensäure.
- ▶ Nach der Sofortversorgung rascher Transport des Patienten in klinische Behandlung (HNO-Klinik, Innere Klinik). Dort Weiterbehandlung: Nach 8 Tagen Oesophagoskopie zur Feststellung der Schwere der Schleimhautschäden. Bei drohenden Strikturen Bougierungsbehandlung.

3.3. Divertikel

Pulsionsdivertikel des Hypopharynx − meist nicht ganz korrekt als „Oesophagusdivertikel" bezeichnet − führen zu typischen
Sympt.: Die geschluckte Speise bleibt im Hals stecken und wird nach der Mahlzeit unverdaut regurgitiert. Teile der hochgewürgten Speise riechen faulig. Betroffen von diesen Schluckbeschwerden sind ältere Menschen, sie magern ab. Die Patienten geben an, sehr lange Zeit für eine Mahlzeit zu brauchen, weil die Speise so schlecht „runtergeht". Bei Verdachtsdiagnose Überweisung zur Oesophagusbreipassage. (Therapie: Operative Abtragung von außen.)

3.4. Kardiospasmus (Achalasie)

Die Schluckbehinderung ist gekennzeichnet durch krampfartige Beschwerden in Höhe des unteren Oesophagus und des Magens, durch Magendruck und Aufstoßen. Die fehlende Erschlaffung der Kardia führt zu einer Dilatation des unteren Oesophagusabschnittes. Die Patienten nehmen schließlich nur noch flüssige Nahrung zu sich und magern ab.
Dg.: Sie wird durch eine Röntgenbreipassage des Oesophagus gestellt.
Th.: Versuch mit Sedativa oder Spasmolytica (z. B. Buscopan plus Supp.).

Bei erfolgloser Therapie Klinikeinweisung zur Dehnung der Kardia mit Dilatatoren (z. B. dem Starck-Dilatator)
- *Achtung Differentialdiagnose*: Hinter den Symptomen eines Kardiospasmus kann sich ein
  - *Oesophagus-* oder *Kardiacarcinom* verbergen. Im Zweifelsfall ist eine Oesophagoskopie zu veranlassen und ein Neoplasma durch eine Probeexcision auszuschließen.
  - *Oesophagusvaricen* sind durch Blutungen kompliziert und erfordern eine sofortige Einweisung in die Klinik.
  - *Schluckauf* (Singultus): Krampfartige Zwerchfellkontraktionen.
    Th.: Atemanhalten und kräftig pressen (Kardia- oder Magenerkrankung ausschließen!).

Erhebliche Schwierigkeiten bei der Nahrungsaufnahme können auch bestehen bei der
- *Myasthenia gravis* infolge der allgemeinen Muskelschwäche und bei der
- *Bulbärparalyse*, bei der es häufig zum „Verschlucken" mit Aspiration und Hustenanfällen kommt.

Leitsymptom: Heiserkeit

1. Entzündliche Kehlkopferkrankungen

1.1. Laryngitis

Die *akute* Laryngitis entsteht im Rahmen einer katarrhalischen Erkrankung der oberen Luftwege nach einem Virusinfekt.
Sympt.: Heiserkeit, Kratzen und Brennen im Hals, Hustenreiz.
Dg.: Durch Spiegeluntersuchung: Die Stimmbänder sind gerötet, die Beweglichkeit ist seitengleich erhalten.
Th.: Stimmschonung – am besten Redeverbot (bei Sprechberufen wie z. B. Lehrern 1–2 wöchige Arbeitsunfähigkeit), Rauchverbot.
Inhalationen mit Kamillendampf (Kamillosan), Bisolvon oder aetherischen Ölen (Aerosol-Spitzner, Turiopin-concentratum).
Heiße Halsumschläge sind angenehm. Gegen Hustenreiz Codipront, Peracon-Perlen, -Saft oder -Tee, Eupatal Sirup, -Tropfen.

Die *chronische* Laryngitis kann sich bei ungenügender Behandlung aus einer akuten Laryngitis entwickeln. Weitere Ursachen sind Arbeiten in staubreicher Umgebung, starkes Rauchen und behinderte Nasenatmung.
Sympt.: Neben der Heiserkeit und der rauhen Stimme stehen häufig Trockenheitsgefühl und Kitzeln im Rachen und Kehlkopf mit Reizhusten im Vordergrund der Beschwerden.
Dg.: Durch Kehlkopfspiegelung: Die Stimmbänder, oft auch die übrige Kehlkopfschleimhaut sind gerötet und verdickt und mit trockenen zähen Schleimfäden bedeckt. Keine Bewegungseinschränkung der Stimmbänder.
Th.: Redeverbot, Rauchverbot. Locabiosol Dosier-Aerosol bei bakterieller Mischinfektion.
Wasserdampfinhalationen mit Emser-Salz. Feuchtinhalationen sind besser als Aerosol-Trockennebel. Wegen der Trockenheit der Schleimhaut kein Menthol und keine abschwellenden Medikamente als Zusatz zur Inhalation!

> *Achtung:* Wenn nach 3–4 Wochen eine Heiserkeit nicht verschwindet oder wenn Rötung und Verdickung nur *eines* Stimmbandes vorliegen, muß der Verdacht auf ein Kehlkopfcarcinom bestehen und eine Untersuchung durch den HNO-Arzt erfolgen (dabei u. U. direkte Laryngoskopie und Probeexcision).

1.2. Kehlkopfödem

Ödematöse Schwellungen im Kehlkopf äußern sich in Heiserkeit, Druckgefühl und Schmerzen und können zu *Atemnot* führen.

▶ *Epiglottitis*:
Bei Kleinkindern, seltener auch bei Erwachsenen entwickelt sich im Anschluß an eine Zungengrundangina ein Ödem der Epiglottis. Nach wenigen Tagen kann es zur Abscedierung kommen. Ein „Glottisödem" mit starker Anschwellung der Schleimhaut der Epiglottis, der aryepiglottischen Falten und des Zungengrundes kann seine Ursache auch in einem Insektenstich haben (Schlucken einer Wespe!).
Sympt.: Inspiratorischer *Stridor mit Atemnot,* starke Schluckbeschwerden, kloßige Sprache.
Dg.: Die ödematöse Epiglottis ist oft schon beim Betrachten des Rachens durch tiefes Herunterdrücken der Zunge mit dem Spatel zu sehen.
Th.: Rasche Einweisung in eine HNO-Klinik. Vor dem Transport noch Antibiotica (Binotal-Kapseln oder Saft, wenn die Kinder schlucken können, sonst besser i.v. oder i.m.) und zusätzlich wegen des Ödems Corticoide (Solu-Decortin-H i.v. oder i.m.) und Calcium-Sandoz 10% i.v. oder i.m.

▶ *Stimmbandödem*:
Eine Form der chronischen Laryngitis (Laryngitis chronica hyperplastica) beim Erwachsenen mit starker Heiserkeit.
Dg.: Bei der Kehlkopfspiegeluntersuchung sieht man ödematöse lappige Stimmbänder (sog. Reinke-Ödem).
Th.: Überweisung zum HNO-Arzt zur mikrochirurgischen Abtragung der ödematösen Stimmbandschleimhaut (Decortication der Stimmbänder).

▶ *Laryngitis subglottica* (Pseudokrupp)
Bei Kleinkindern entsteht im Rahmen eines Virusinfektes gelegentlich ein Ödem der subglottischen lockeren Schleimhaut.
Sympt.: Inspiratorischer Stridor und typischer bellender Husten, geringe Heiserkeit.
Dg.: Bei der Kehlkopfspiegelung (falls sie gelingt) sieht man eine polsterartige blaßrote Schwellung subglottisch unmittelbar unter den Stimmbändern.
Th.: Einweisung in eine Kinderklinik auch ohne Spiegeluntersuchung bei Verdachtsdiagnose, die aufgrund der typischen Symptome zu stellen ist (dort Sedativa Corticoide, Antibiotica, Paracodin-Sirup, Freiluft- oder Sauerstoffbehandlung, Feuchtinhalationen).

● *Gefahr*: Hochgradige *Atemnot,* die in seltenen Fällen eine Intubation oder Tracheotomie notwendig werden läßt. Außerdem kann es zu einer in die Trachea absteigenden fibrinösen Schleimhautentzündung kommen (*stenosierende Laryngo-Tracheitis*).

2. Kehlkopftumoren

2.1. Gutartige Tumoren

Hauptsymptom ist die allmählich stärker werdende Heiserkeit ohne weitere Beschwerden und ohne Atemnot.
Diagnose durch Kehlkopfspiegeluntersuchung:
▶ *Stimmbandpolyp*: Grauglasiger oder bläulicher, höckriger, kugeliger, gestielter, meist erbsgroßer „Tumor" im vorderen Stimmbandabschnitt.
Tritt einige Wochen nach einer Intubationsnarkose eine zunehmende Heiserkeit auf und finden sich Granulationspolypen – häufig zwei gegenüberliegende – im hinteren Stimmbandbereich, handelt es sich um *Intubationsgranulome* infolge Verletzung des Stimmbandepithels im Bereich des Processus vocalis des Aryknorpels durch den Narkosetubus.
▶ *Schreiknötchen* (Sängerknötchen): Stecknadelkopfgroße Epithelverdickungen, am Übergang vom vorderen zum mittleren Drittel der Stimmbänder sich gegenüberliegend. Sie entstehen durch mechanische Überlastung der Stimmbänder und falsche Stimmtechnik.
▶ *Kehlkopfpapillome*: Bei *Kindern* zahlreiche virusbedingte blumenkohlartige, blaßrosa papillomatöse Gebilde über die Stimmbänder und die übrige Kehlkopfschleimhaut verteilt (nach Abtragung Rezidivneigung bis in das Pubertätsalter). Bei *Erwachsenen* breitbasig aufsitzende, rötliche, papillomatöse Tumormassen (sie sind zwar gutartige Tumoren, müssen aber als Praecancerosen angesehen werden).
Th.: Die gutartigen Kehlkopftumoren werden durch den HNO-Arzt entweder bei indirekter Laryngoskopie mit dem Doppellöffel abgetragen oder – besser, weil die Stimmbänder mehr geschont werden – sind bei direkter Laryngoskopie in Narkose unter Verwendung des Operationsmikroskopes zu entfernen. Bei Kehlkopfpapillomen auch Laserchirurgie.

2.2. Kehlkopfkrebs

Bei jeder Heiserkeit, die länger als 3–4 Wochen andauert, besteht der Verdacht, daß es sich um ein Kehlkopfcarcinom handelt.
Prädestiniert sind ältere Männer mit langer Zigarettenraucher-Vorgeschichte. Als Vorerkrankungen gelten länger bestehende chronische Laryngitis, Papillome bei Erwachsenen und Epithelverdickungen (Leukoplakien, Pachydermien) der Kehlkopfschleimhaut.
Sympt.: Die Heiserkeit fällt nur dann auf, wenn sich der Kehlkopfkrebs im Stimmband entwickelt oder vom übrigen Kehlkopfinneren auf das Stimmband übergreift. Entwickelt sich das Carcinom im Kehlkopfeingang (z.B. an der Epiglottis) auf der Taschenfalte oder im Hypopharynx, ohne an das Stimmband zu reichen, bestehen lediglich uncharakteristische Schluckbeschwerden

ohne Heiserkeit. Gerade die Hypopharynxcarcinome = „äußere" Kehlkopfcarcinome werden aus diesem Grund später diagnostiziert und sind deshalb, und weil sie häufiger metastasieren als Stimmbandcarcinome, prognostisch ungünstiger.

Bei Größerwerden eines Kehlkopfcarcinoms tritt schließlich *Atemnot* auf.

Dg.: Verdacht durch Befund bei der Spiegeluntersuchung des Kehlkopfes: Auf dem einseitig geröteten Stimmband höckriger, ulcerierter Tumor. In der Umgebung oft weißliche leukoplakische Veränderungen. Prognostisch von Bedeutung ist, ob sich das befallene Stimmband noch bewegt, denn bei beweglichem Stimmband ist das Carcinom noch nicht in die Umgebung des Aryknorpels eingewachsen und kann besser operativ entfernt werden.

Die endgültige Diagnose wird mittels Probeexcision durch den HNO-Arzt und eine histologische Untersuchung gestellt.

Th.: Operativ durch HNO-Klinik: Je nach Ausdehnung des Tumors Teilresektion oder vollständige Entfernung des Kehlkopfes (*Laryngektomie*) und bei Metastasen, die sich in den tiefen seitlichen Halslymphknoten auf der Gefäßscheide abgesiedelt haben, zusätzlich „radikale Halsausräumung" (= Neck dissection: Entfernen der Halsweichteile im Block einschließlich der V. jugularis int., des M. sternocleidomastoideus und des Fettgewebes mit den Lymphbahnen und Lymphknoten sowie u. U. des N. accessorius).

Nach einer Kehlkopfentfernung atmet der Patient durch ein nach außen in die Halshaut über dem Jugulum eingenähtes Tracheostoma.

Die Verständigung erfolgt entweder mit der Oesophagussprache dadurch, daß der Patient Luft schluckt und wieder hochrülpst (Rülpssprache), oder durch eine elektronische Sprechhilfe („Elektrolarynx"). Letztere besteht in einem kleinen auf den Mundboden aufgesetzten Tongenerator, dessen Summton durch Artikulieren zu Sprachlauten umgeformt wird.

Die Rülpssprache bzw. der Umgang mit einer elektronischen Sprechhilfe wird den Laryngektomierten durch Logopäden in den Stimm- und Sprachabteilungen der HNO-Kliniken beigebracht. (Betreuung der Kanülenträger s. S. 91).

3. Störungen der Stimmbandbeweglichkeit

3.1. Recurrensparese

Ursachen sind Strumaoperationen, insbesondere Rezidivoperationen, Mediastinaltumoren oder Metastasen eines Bronchialcarcinoms. Gelegentlich auch idiopathisch ohne organische Ursache.

Sympt.: Sie sind unterschiedlich, je nachdem, ob es sich um eine einseitige oder eine doppelseitige Recurrensparese handelt. Da das gelähmte Stimmband im allgemeinen in der Mittellinie steht (Paramedianstellung) und sich nicht mehr nach lateral öffnet, kommt es bei einseitiger Lähmung lediglich zu einer geringen Heiserkeit, bei doppelseitiger Lähmung aber zu hochgradiger *Atemnot* mit inspiratorischem Stridor.

Dg.: Durch Kehlkopfspiegeluntersuchung: Das oder die gelähmten Stimmbänder stehen in der Mitte der Glottis unbeweglich still und öffnen sich bei der Einatmung nicht nach lateral.

Th.: Bei *einseitiger* Lähmung logopädische Behandlung zur Besserung der Stimme und evtl. Wiedererlangung der Stimmbandbeweglichkeit.
Bei *doppelseitiger* Lähmung ist wegen der Atemnot anfangs oft eine Tracheotomie (S. 90) erforderlich. Später - etwa nach einem halben bis einem Jahr - durch HNO-Arzt operative Erweiterung der Glottis durch Ausscheiden oder Lateralverlagerung eines Stimmbandes mit Aryknorpel.

3.2. Berufsbedingte Dysphonien

Typische Vorgeschichte: Patienten, die in ihrem Beruf viel sprechen müssen, wie z. B. Lehrer oder Pfarrer, klagen darüber, daß ihre Stimme nach längerem Sprechen (nach ein bis zwei Stunden Unterricht oder nach einer Sonntagspredigt) heiser und rauh wird und nicht mehr belastungsfähig ist. Außerdem besteht ein Druckgefühl im Kehlkopf (Globusgefühl).
Ursache: Es liegt dieser „Phonasthenie" meist eine falsche Stimm- und Sprechtechnik zugrunde. Die Stimmbänder werden entweder zu stark gespannt, d. h. es wird beim Sprechen zu sehr gepreßt (*hyperkinetische Dysphonie*) oder aber die Stimmbänder sind infolge einer Schonhaltung zu schlaff (*hypokinetische Dysphonie*).
Dg.: Durch den HNO-Arzt mittels Kehlkopfspiegelung und stroboskopischer Untersuchung: Bei der Stroboskopie werden die Stimmbänder durch phasenverschobene Lichtblitze beleuchtet. Dadurch wird der Ablauf der Stimmbandschwingungen optisch verlangsamt und sichtbar gemacht. Man kann auf diese Weise bei Dysphonien gestörte Bewegungsabläufe, phonatorischen Stillstand oder mangelnden Schluß der Stimmbänder nachweisen.
Th.: Logopädische Behandlung mit Atem- und Stimmübungen je nach Befund zur Lockerung oder zur Kräftigung der Stimme. Einer gleichen Behandlung bedürfen *Mutationsstörungen* (Stimmbruch mit bleibender Fistelstimme).

3.3. Funktionelle Aphonie

Typische Vorgeschichte: Nach einer Aufregung oder einer psychischen Belastung bleibt plötzlich die Stimme weg, der Patient kann sich nur noch flüsternd verständigen.
Dg.: Bei der Spiegeluntersuchung schließen die Stimmbänder während der Phonation nicht, sondern bleiben halb geöffnet.
▶ *Test*: Klangvolles Husten ist meist möglich.
Th.: Logopädische Behandlung und, wenn notwendig, Aufdecken der psychischen Belastung und Psychotherapie.

Anmerkung: **Sprachstörungen**

Im Gegensatz zu den eben besprochenen Stimmstörungen, die Symptome von Kehlkopferkrankungen sind, entstehen Sprachstörungen durch fehlerhafte Artikulation oder sie haben eine zentrale Ursache.

Bei normaler Sprachentwicklung werden mit einem Jahr Einwortsätze gesprochen. Ab vier Jahren soll voller Spracherwerb vorhanden sein, anderenfalls liegt eine verzögerte Sprachentwicklung vor (Ursache kann eine Schwerhörigkeit sein).

Sprachstörungen sind z. B. Stammelfehler durch falsche Bildung der S-Laute *(Sigmatismus)* oder durch *Näseln* (Rhinophonie = Rhinolalie). Die wichtigsten zentralen Sprachstörungen sind motorische, sensorische und amnestische *Aphasien*. Das *Stottern* ist eine Sprachneurose, beim *Poltern* handelt es sich um eine sprachliche Gestaltungsschwäche.

Th.: Sprachstörungen bedürfen einer phoniatrischen Untersuchung und anschließend sprachtherapeutischer Maßnahmen durch Logopäden.

Leitsymptom: Atemnot

Eine Heiserkeit kombiniert mit Atemnot kann – wie eben beschrieben – bei einigen Erkrankungen des Kehlkopfes, wie z.B. einem Kehlkopfödem, dem Kehlkopfkrebs oder einer doppelseitigen Recurrensparese auftreten. Außerdem steht das Symptom Atemnot bei folgenden Krankheitsbildern von Kehlkopf, Trachea und Bronchien im Vordergrund der Beschwerden auf hals-nasenohrenärztlichem Gebiet:

1. Verletzungen

Ursachen: Stumpfe Halstraumen durch Schlag, Verkehrsunfall oder Strangulation können zu Frakturen im Bereich des knorpligen Kehlkopfgerüstes und zu einem Ödem oder Hämatom in den Kehlkopfweichteilen führen.
Sympt.: Zunehmende *Atemnot* innerhalb kurzer Zeit (Minuten bis Stunden). Druck im Kehlkopf, Heiserkeit und Schluckbeschwerden. Bei gleichzeitiger Schleimhautzerreißung auch Hautemphysem und bei offenen Wunden (Schnittverletzungen, Suicid) zusätzlich blutiger Auswurf oder massive *Blutungen*.
Dg.: Bei der Spiegeluntersuchung des Kehlkopfes sind blaurote Schwellungen der Kehlkopfweichteile, u. U. mit Einengung der Glottis, zu erkennen.
Th.: Eiskrawatte, Corticoide (Solu-Decortin-H i.v. oder i.m.), Antibiotica (Binotal i.v. oder i.m.), Calcium i.v. Bei offenen Verletzungen sofortige Einlieferung in eine HNO-Klinik zur operativen Versorgung, Blutstillung und evtl. Tracheotomie. Gleiches gilt für einen Verletzten mit Einriß oder Abriß der Trachea, wobei allerdings jede Hilfe zu spät kommen kann.

2. Fremdkörper

Alarmsymptom eines aspirierten Fremdkörpers in Kehlkopf, Trachea oder Bronchien ist ein *heftiger Hustenanfall* und nicht selten eine *stridoröse Atmung*.
Im Kehlkopf selbst bleiben nur wenige Fremdkörper stecken. Sind sie groß, kann es zu plötzlichem Atemstillstand kommen. Dabei ist es sinnvoll, ein Kind an den Beinen mit dem Kopf nach unten zu halten, damit sich der Kehlkopffremdkörper löst und evtl. ausgehustet werden kann.

Meist gelangen die Fremdkörper aber durch den Kehlkopf und die Trachea in die Hauptbronchien (öfter in den rechten als in den linken). Typisch für Kinder sind Erdnußkerne, Apfelstückchen und Spielzeugteile, für Erwachsene kleine Knochen, Zahnkronen, Nadeln oder Nägel, die zwischen den Zähnen gehalten und während einer Schreckreaktion eingeatmet werden.

Dg.: Ist der Fremdkörper bis in die Bronchien gelangt, hört der Hustenreiz meist auf. Die Situation erscheint nicht mehr bedrohlich. Bei vollständigem Verschluß eines Bronchus kommt es zur Atelektase, bei einem Ventilverschluß entsteht eine Überblähung des betroffenen Lungenabschnittes, da sich bei der Einatmung der Bronchus weitet und Luft am Fremdkörper vorbei gelangt, bei der Ausatmung der Fremdkörper aber den Bronchus blockiert. Beim Abhören der Lunge findet sich nicht selten ein pfeifendes Atemgeräusch.

Th.: Bei dem geringsten Verdacht auf einen aspirierten Fremdkörper Überweisung des Patienten in eine HNO-Klinik zur röntgenologischen Abklärung (z. B. schattengebende Fremdkörper, Atelektase, Lungenblähung mit Verlagerung des Mediastinums) und Bronchoskopie mit Fremdkörperextraktion. Persistierende Fremdkörper führen zu Lungenabscessen.

3. Trachealstenosen

Ursachen: *Narbenstenosen* in Kehlkopf und Trachea entstehen nach vorangegangener Langzeitintubation, seltener nach Tracheotomie, meist durch eine Ringknorpelperichondritis. Eine *Struma* kann zu einer Trachealeinengung und Tracheomalazie führen.

Schließlich können *Tumoren* in der Trachea wachsen oder von außen einbrechen.

Sympt.: Die Atemnot wird allmählich zunehmen, schließlich entsteht ein – meist in- und exspiratorischer – Stridor und bei *Tumorwachstum* in der Trachea *Husten mit blutigem Auswurf.*

Differentialdiagnose: Bei Neugeborenen und Säuglingen kann eine stridoröse Atmung mit inspiratorischem Stridor (sog. *Stridor congenitus*) durch Weichheit der Kehlkopfknorpel bedingt sein, so daß die Epiglottis bei der Inspiration auf den Kehlkopfeingang gesaugt wird. Das Kind ist so zu lagern (seitlich oder in Bauchlage), daß der Stridor weniger wird. Eine weitere Therapie ist nicht erforderlich. Mit zunehmendem Alter und Festerwerden des knorpligen Kehlkopfgerüstes verschwinden die Symptome, falls nicht angeborene Kehlkopfmißbildungen vorliegen.

Dg.: Bei Verdacht auf Trachealeinengung Überweisung zur röntgenologischen Abklärung, Tracheoskopie und operativen Therapie wie z. B. Strumaresektion, Tracheotomie oder Trachealplastik. Selten kommt es zu so plötzlicher Atembehinderung, daß eine Nottracheotomie oder eine Intubation als Sofortmaßnahme durch den Allgemeinarzt notwendig erscheint.

▶ Anhang

Der Allgemeinarzt wird – wenn irgend möglich – eine Intubation oder Tracheotomie vermeiden wollen und den Patienten mit dem Krankenwagen unter Sauerstoffgabe schnellstens in das nächste Krankenhaus einweisen. Sollte das aus äußeren Gründen unmöglich sein, ist folgendes zu beachten:

1. Intubation

Eine Intubation kann dem praktischen Arzt nur gelingen, wenn sich der Patient nicht gegen die Intubation sträubt. Sie gelingt nicht, wenn der Patient bei vollem Bewußtsein nach Atem ringt. Ist der Patient bewußtlos und erschlafft, ist die Intubation ohne Verletzung des Rachens oder des Kehlkopfes eher möglich. Im Krankenhaus bestehen bei der Intubation keine Schwierigkeiten, da sie unter Relaxantien und Narkose durchgeführt werden kann.

Ausführung: Benötigt werden zur Intubation ein Intubationsspatel nach Mc Intosh und Tuben verschiedener Größe mit entsprechendem Führungsstab.
Der Patient ist flach gelagert, der Kopf etwas angehoben und nach hinten gebeugt. Mit dem Intubationsspatel (linke Hand) wird der Zungengrund angehoben, so daß zunächst der Kehldeckel und schließlich die Stimmritze sichtbar werden. Die rechte Hand führt den Tubus durch die Glottis (Abb. 25).

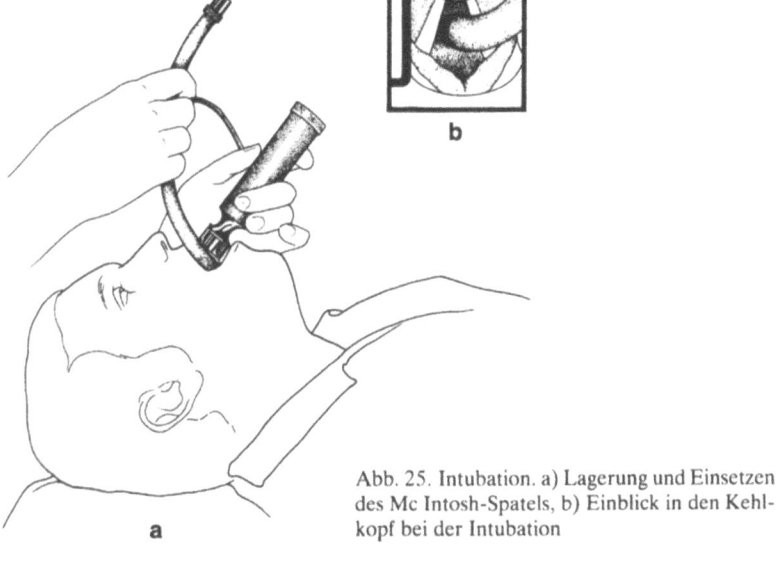

Abb. 25. Intubation. a) Lagerung und Einsetzen des Mc Intosh-Spatels, b) Einblick in den Kehlkopf bei der Intubation

Nach Herausziehen des Führungsstabes wird der Tubus mit Leukoplaststreifen an der Gesichtshaut fixiert, um nicht zu verrutschen. Die richtige Lage des Tubus in der Trachea wird daran erkannt, daß der Atemstrom am Tubusende zu spüren ist. Man überzeugt sich davon mit vor das Tubusende gehaltenem Ohr.

2. Tracheotomie

Der Allgemeinarzt wird in äußerster Not, wenn eine Intubation nicht möglich ist, mit einem Messer oder, falls er im Besitz eines Coniotomiebesteckes ist, mit diesem eine *Coniotomie* als Nottracheotomie ausführen können.

Dabei wird das zwischen dem tastbaren Schildknorpelunterrand und dem Ringknorpeloberrand liegende Ligamentum conicum mit dem Troikar, auf den die kurze Kanüle aufgeschoben ist, durchstoßen (Abb. 26). Unterhalb des Kehlkopfes liegende Stenosen werden dadurch allerdings nicht erreicht.

Eine lege artis ausgeführte *Tracheotomie* wird heute im allgemeinen erst nach Einlieferung des Patienten ins Krankenhaus und nicht mehr in der Allgemeinpraxis vorgenommen. In Frage kommt dann je nach Indikation die Tracheotomie in Höhe des 2. Trachealknorpels unter peinlicher Schonung des Ringknorpels oder die tiefe Tracheotomie unterhalb des Schilddrüsenisthmus, die wegen der Blutungsgefahr jedoch komplikationsreicher ist.

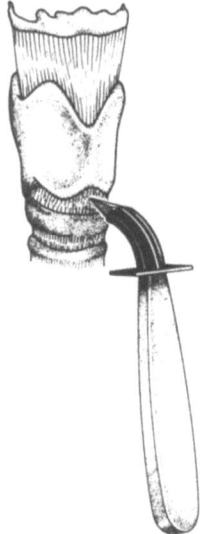

Abb. 26. Coniotomie

3. Betreuung von Kanülenträgern

Der Allgemeinarzt wird nach Entlassung des Patienten aus dem Krankenhaus gelegentlich die Betreuung von Dauerkanülenträgern nach Tracheotomie oder Kehlkopftotalexstirpation (Laryngektomie) übernehmen müssen.
Die Silber- oder Plastikkanülen haben ein Innenstück, das die Patienten, ohne die Kanüle zu verrücken, selbst zur Säuberung entfernen und wieder einsetzen können. Zum eigentlichen Kanülenwechsel, der alle paar Tage notwendig wird, suchen die Patienten aber lieber den Arzt auf. Meist besitzt der Kranke zwei Kanülen, so daß der Arzt die Ersatzkanüle nach Inspektion des Tracheostomas und ggf. Säubern und Salbenabdeckung (z. B. Zinkpaste) sofort wieder einsetzen kann. Bleibt eine Kanüle mehrere Minuten außerhalb, schrumpft die Tracheotomieöffnung und das Wiedereinführen der Kanüle ist erschwert. Erscheint die Atmung trotz richtig liegender Kanüle nicht völlig frei, ist eine Vorstellung beim HNO-Arzt oder im Krankenhaus erforderlich, um die Behinderung abzuklären und zu beseitigen.
In Frage kommen als Atemhindernis Krusten oder Borkenbildung in der Trachea, Granulationsbildungen durch ein scheuerndes Kanülenende (kenntlich an Blutbeimengungen im Trachealsekret), sich allmählich bildende Narbenstenosen oder ein fehlerhafter Sitz der Kanüle.
Zur Pflege der Luftröhre eines Tracheotomierten gehören Wasserdampfinhalationen, denen Bisolvon- oder Tacholiquinlösung zugesetzt werden, um Sekretkrusten aufzuweichen. Das Sekret wird dann ausgehustet oder abgesaugt. Manche Dauerkanülenträger haben neben einem Inhalationsgerät auch eine Absaugvorrichtung, die nach dem Prinzip einer Wasserstrahlpumpe an den Wasserhahn angeschlossen werden kann. Sie erleichtern sich dadurch die Pflege der Trachea, falls sie unter vermehrter Verschleimung und Auswurf zu leiden haben. Zur Verflüssigung des Bronchialsekretes Bisolvon-Linctus, Gelomyrtol oder Mucolytisches Expectorans.
Der Hausarzt muß wissen, daß Tracheotomierte – auch wenn der Kehlkopf nicht entfernt wurde – nur sprechen können, wenn sie sich während des Sprechens die Kanülenöffnung mit dem Finger zuhalten und beim Luftholen die Öffnung wieder freigeben. Bei sog. Sprechkanülen ist ein Ventilplättchen vor der Öffnung eingebaut, das beim Einatmen aufgeht und sich beim Ausatmen vor die Öffnung legt, so daß der Patient mit der dann durch die Glottis geleiteten Ausatmungsluft phonieren kann. Über die Sprache der Laryngektomierten s. S. 84.
Patienten mit nach außen offener Trachea (Tracheotomierte oder Kehlkopfexstirpierte mit Tracheostoma) können wegen des fehlenden Glottisschlusses nicht pressen und z. B. auch nicht schwer körperlich arbeiten, weil die Bauchpresse fehlt. Außerdem haben sie wegen fehlender Nasenventilation kein Riechvermögen. Sie dürfen nicht schwimmen oder in der Badewanne baden (Duschen ist möglich).

Achtung: Tritt bei liegender Trachealkanüle plötzlich Atemnot auf, die sich auch durch Entfernen des Kanüleninnenstückes nicht beheben läßt, oder ist die Atmung nach einem Hustenstoß schlagartig blockiert, *muß die gesamte Kanüle sofort vollständig herausgenommen werden.* Die Ursache der Verlegung des Atemweges ist meistens eine Borke oder Kruste am oder im unteren Kanülenende.

Leitsymptom:
Schwellungen des Gesichtes und des Halses und ihre Differentialdiagnosen

Bei Schwellungen vor und unter dem Ohr oder unter dem horizontalen Unterkieferast handelt es sich im allgemeinen um Erkrankungen der großen *Kopfspeicheldrüsen*, bei Schwellungen am Kieferwinkel, seitlich am Hals oder im Nacken um Erkrankungen der *Lymphknoten*. Seltener sind *Halscysten*. In die differentialdiagnostischen Erwägungen muß bei Sitz vor oder unter dem Kehlkopf immer ein *Strumaknoten* einbezogen werden.

1. Speicheldrüsenerkrankungen

1.1. Entzündungen (Sialadenitis)

Ursache: Allgemeine körperliche Schwäche z. B. nach Bauchoperationen oder bei Kachexie. Drüsenentzündung durch Verminderung der Speichelsekretion oder Speichelstauung.

Dg.: Die Drüse ist schmerzhaft und geschwollen. Der Ausführungsgang bzw. die Papille sind bei *bakterieller Entzündung* gerötet und geschwollen. Bei Druck auf die Drüse entleert sich aus der Papille trübes Sekret oder Eiter. Schmilzt die Drüse bei bakterieller Entzündung ein, kommt es zur Rötung der Haut und zur Fluktuation. Ein Mundbodenabsceß oder eine Phlegmone können tief in die Halsweichteile absinken (DD: Aktinomykose).

Bei einer *Virusinfektion* (Parotitis epidemica = Mumps, Inkubationszeit 2–3 Wochen) findet sich kein Eiterabfluß aus dem Gangsystem.

Die Papille des Ausführungsganges der Gl. parotis ist in der Wangenschleimhaut gegenüber dem 2. oberen Molaren zu finden. Der Hauptausführungsgang der Gl. sublingualis und der Ausführungsgang der Gl. submandibularis liegen in der Plica sublingualis unter der Zunge und münden zusammen in der Caruncula neben dem Zungenbändchen.

Th.: Bei *bakterieller Entzündung* Antibiotica (Binotal).
Durch Zitrone- und Kaugummikauen für Speichelfluß sorgen. Ist die Incision einer eingeschmolzenen Parotis erforderlich, so soll in der Verlaufsrichtung der

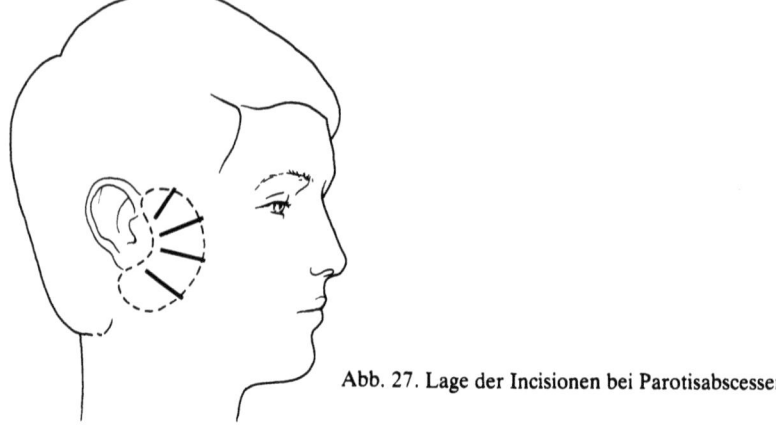

Abb. 27. Lage der Incisionen bei Parotisabscessen

Facialisäste incidiert werden, um Verletzungen des N. facialis zu vermeiden (Abb. 27).
Bei *Mumps* im Kindesalter mit Fieber Treupel Supp. 2×täglich, strenge Bettruhe und möglichst Isolierung des Kranken. Treten Komplikationen auf (Orchitis, Meningitis, Encephalitis, Innenohrschwerhörigkeit) Einweisung in eine Kinderklinik.

1.2. Steinbildung (Sialolithiasis)

Kommt fast nur in der Gl. submandibularis vor.
Typische Vorgeschichte: Stets nur *beim Essen* Anschwellen der Gl. submandibularis unter dem horizontalen Unterkieferast. Später kommt häufig eine eitrige Entzündung der Drüse mit Eiterabfluß aus der Caruncula hinzu. Der Stein kann nicht selten im Bereich der Plica sublingualis getastet werden.

Th.: Überweisung an den HNO-Arzt. Nach Röntgenuntersuchung oder Sondierung und Lokalisation des Konkrementes Schlitzung des Ganges enoral bei Sitz des Steines im Gang, Exstirpation der Drüse von außen bei Sitz des Steines in der Drüse sowie bei einer chronischen Entzündung der Drüse infolge der Sialolithiasis.

▶ Differentialdiagnose: *Ranula* (Fröschleingeschwulst): Blaurote, pralle, kugelige Cyste unter der Zunge bei Obliteration eines Ausführungsganges der Gl. sublingualis.
Th.: Exstirpation durch den HNO-Arzt.

1.3. Tumoren

Kommen vorwiegend in der Gl. parotis vor.
Dg.: Kugelige bis höckrige – gelegentlich cystische – meist harte Vorwölbungen im Bereich der Gl. parotis.

Gutartige Tumoren (Adenome und vor allem pleomorphe Adenome = Mischtumoren) wachsen langsam, sind relativ hart, nicht schmerzhaft, gegen die Haut verschieblich und führen durch ihr Wachstum *nicht* zu einer Facialislähmung.

Bösartige Tumoren (adenoidcystische Carcinome = Zylindrome und andere Carcinome) wachsen schneller, sind hart, schmerzen spontan und besonders auf Druck, lassen sich schlecht abgrenzen, sind weniger verschieblich, führen zu Facialislähmungen und setzen Metastasen in die tiefen Halslymphknoten auf der Halsgefäßscheide.

Th.: Überweisung in eine HNO-Klinik zur operativen Therapie: Bei der Exstirpation gutartiger Tumoren muß der N. facialis durch sorgfältige Nervenpräparation geschont werden. Bei bösartigen Tumoren ist die Opferung von Facialisanteilen nicht zu vermeiden. Bei Metastasen zusätzlich radikale Halsausräumung (Neck dissection). Eine Röntgenbestrahlung ist bei gutartigen Tumoren sinnlos, muß jedoch bei inoperablen bösartigen Tumoren oder nach der Operation maligner Tumoren als Nachbestrahlung durchgeführt werden.

1.4. Sialosen

Es kommt zu rezidivierenden Schwellungen der Speicheldrüsen – meist der Gl. parotis beiderseits –, die ohne Beschwerden einhergehen. Gelegentlich ist die Speichelproduktion vermindert. Zugrunde liegen *Stoffwechselstörungen* rheumatischer, hormoneller oder dystrophischer Art, deren Abklärung einer eingehenden internistischen Untersuchung und Labordiagnostik bedürfen.
In Frage kommen als Ursache auch ein Diabetes mellitus, Eiweiß-, Vitamin- und Eisenmangelkrankheiten u.a.m. Sialosen werden beobachtet nach antihypertensiver Therapie und nach Gabe von Antidepressiva.

2. Lymphknotenerkrankungen

Die Halslymphknoten sind einer Palpation leicht zugänglich. Lymphknotenschwellungen am Hals weisen den Allgemeinarzt nicht nur auf krankhafte Prozesse im Kopf-Halsbereich, sondern u. U. auch auf Systemerkrankungen oder auf Erkrankungen im Brust- und Bauchraum und der Brust hin.
Bei der Palpation ist auf Größe, Härte, Verschieblichkeit, Schmerzhaftigkeit

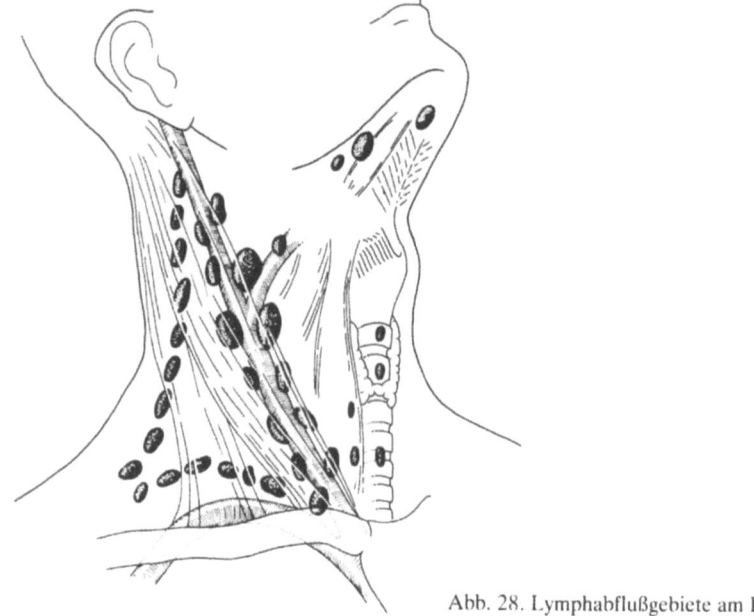

Abb. 28. Lymphabflußgebiete am Hals

und Fluktuation der Lymphknoten zu achten. Besonders Härte und mangelnde Verschieblichkeit sprechen für Malignität (regionäre Lymphknotenmetastasen bösartiger Primärtumoren).
Die wichtigsten latero-cervicalen Lymphknoten (Abb. 28) liegen
a) am Vorderrand des M. sternocleidomastoideus auf den großen Halsgefäßen (Abflußgebiet Mundhöhle, Tonsille, Hypopharynx, Kehlkopf, Gl. parotis),
b) hinter dem M. sternocleidomastoideus (Abflußgebiet Nasenrachenraum und Kopfhaut) und
c) supraclaviculär über dem Schlüsselbein (Morbus Boeck oder Metastasen von Lungenerkrankungen. Bei Lymphknotenschwellungen links supraclaviculär auch Verdacht auf Magencarcinom = Virchow-Drüse).
Außerdem finden sich Lymphknoten submental (Abflußgebiet Mundboden mit Speicheldrüsen- und Zahnerkrankungen) sowie vor dem Kehlkopf und der Trachea.

2.1. Unspezifische Lymphadenitis

Bei einem offensichtlichen Zusammenhang mit akut entzündlichen Erkrankungen im Rachenraum (Angina, Peritonsillarabsceß, Pfeiffersches Drüsenfieber) erübrigt sich eine Lymphknotenbiopsie. Eine antibiotische Behandlung der

Ausgangserkrankung und der Lymphadenitis (Megacillin i.m., Vibramycin oder Hostacyclin Kapseln per os) führt meist zur Ausheilung der Entzündung.
Verschwinden Lymphknotenschwellungen nach akuten Entzündungen oder Viruserkrankungen allerdings nicht innerhalb von 4–6 Wochen, so sollte eine Exstirpation eines Lymphknotens mit anschließender histologischer Untersuchung durchgeführt werden. Bei Lymphknoteneinschmelzungen ist eine Incision erforderlich. Dabei empfiehlt es sich, eine bakteriologische und histologische Untersuchung durch Abstrich bzw. Gewebeentnahme zu veranlassen.
Kleinkinder haben im Rahmen der häufigen Hyperplasie des lymphatischen Gewebes im Rachen oft auch eine Lymphknotenhyperplasie bds., ohne daß eine Entzündung vorzuliegen braucht.

2.2. Spezifische Lymphadenitis

Als Ursache entzündlicher Lymphknotenschwellungen ohne gleichzeitig bestehende Entzündung im Rachenraum kommen vor allem eine Lymphknotentuberkulose und eine Toxoplasmose in Frage. Klärung bringt nur die Exstirpation und die histologische Untersuchung und bei der Toxoplasmose der erhöhte Titer bei der serologischen Untersuchung (Sabin-Feldman-Test). Die Exstirpation tuberkulöser Lymphknoten mit oder ohne Fistelbildung stellt gleichzeitig eine therapeutische Maßnahme dar.

2.3. Tumoren und Tumormetastasen

Relativ selten sind primäre Tumoren, z.B. maligne Lymphome, wie Non Hodgkin Lymphome (frühere Nomenklatur Lymphosarkome und Reticulosarkome) und der Morbus Hodgkin, an die man bei jugendlichen Patienten denken muß.
Häufiger sind die Lymphknotenverdickungen – insbesondere bei älteren Menschen – jedoch Ausdruck metastasierender Plattenepithelkrebse aus dem Kopf-Halsgebiet. Unerläßlich ist eine exakte Primärtumorsuche im „Quellgebiet", für das die betreffende Lymphknotengruppe Abflußgebiet ist (s. oben).

> Bei dem geringsten Verdacht, daß es sich bei der Lymphknotenschwellung um einen Lymphknotentumor oder eine Lymphknotenmetastase eines Primärtumors handeln könnte, ist eine Biopsie zur Abklärung dringend erforderlich, damit eine meist nur im frühen Stadium noch erfolgreiche operative Therapie, eine Bestrahlung oder cytostatische Therapie durchgeführt werden können.

Die Probeexcisionen aus Lymphknotenschwellungen oder die Exstirpation einzelner Lymphknoten zum Zwecke der histologischen Untersuchungen sind in der Hand eines in der Halschirurgie erfahrenen HNO-Arztes ohne besondere Gefahren.

Vorgehen des Allgemeinarztes bei Lymphknotenschwellungen am Hals:
▶ Bei offensichtlich akut entzündlicher Erkrankung *Antibiotica*.
▶ Bei ätiologisch unklaren Lymphknotenschwellungen Untersuchung auf Primärtumor und Überweisung zur *Probeexcision* bzw. Lymphknotenexstirpation mit nachfolgender histologischer Untersuchung zum Ausschluß von spezifischen Erkrankungen, Systemerkrankungen oder Tumoren bzw. Tumormetastasen.

Im einzelnen kommen in Frage:

Viruserkrankungen	M. Boeck	Maligne Lymphome:
Toxoplasmose	Carcinommetastasen	Non Hodgkin Lymphome
Tuberkulose	Leukämie	Hodgkin Lymphome

---

3. Halscysten

3.1. Mediane Halscysten

Sie sind Residuen des Ductus thyreoglossus, fühlen sich prallelastisch an, fluktuieren und sitzen im allgemeinen zwischen Kehlkopf und Zungenbein *in der Mittellinie* des Halses. An dieser Stelle ist gelegentlich auch eine Fistelöffnung nachweisbar (meist iatrogen nach vorausgegangener Incision!). Bei der sekundären Infektion der Cyste kommt es zu Hautrötung, Schmerzen und Eiterdurchbruch nach außen.

Th.: Überweisung zur Exstirpation an eine HNO-Klinik. Meist ist zur Vermeidung eines Rezidivs eine Resektion des mittleren Zungenbeinkörpers erforderlich, weil der Fistelgang durch oder unmittelbar unter dem Zungenbein zum Zungengrund zieht.

Differentialdiagnostisch ist bei Verdickungen des Halses immer eine *Struma* oder ein Strumaknoten in Betracht zu ziehen.

3.2. Laterale Halscysten

Sie bilden sich in unmittelbarer Nachbarschaft des zweiten Schlundbogens (branchiogene Cysten) und entstehen durch stellenweise Erweiterung des nicht obliterierten Ganges. Die Cysten sitzen auf der Gefäßscheide *seitlich am Hals* und können mit Lymphknotenschwellungen verwechselt werden. Meist ist aber bei Cysten eine prallelastische Fluktuation tastbar. Eine Fistelöffnung kann am Vorderrand des M. sternocleidomastoideus etwa in Höhe des Kehlkopfes liegen.

Th.: Überweisung zur Exstirpation von Cyste oder Fistelgang, der sich bei der Präparation oft bis in den Rachen oberhalb der Gaumenmandel verfolgen läßt.

Sachverzeichnis

Abstehende Ohrmuscheln 38
Abweichreaktionen 18
Achalasie 79
Acusticusneurinom 42
Adenotomie 60
Aero-Otitis media 36
Agranulocytose 70
Aktinomykose 93
Akustisches Trauma 39
Akute Kieferhöhlenentzündung 55
– Laryngitis 81
– Mittelohrentzündung 24
– Pharyngitis 75
– Rhinitis 52
Akuter Hörverlust 37
Allergische Rhinitis 53
Altersschwerhörigkeit 38
Analgeticaintoleranz 54
Anamnese 3
Anfallsschwindel 18
Angeborene Schwerhörigkeit 38
Angina agranulocytotica 71
– lacunaris 70
– Plaut-Vincenti 71
– retronasalis 70
– spezifica 71
– tonsillaris 70
Anosmie 19
Antrotomie 26
Aphasie 86
Aphonie 85
Arteriitis temporalis 68
Atemnot 87, 92
Audiometrie 17
Augenmuskelnerven 19
Ausfallsnystagmus 29

Barotrauma 36
Beck-Bohrung 58
Bellocq-Tamponade 62
Bing-Horten-Syndrom 68
Blumenkohlohr 30

Blutung Gehörgang 33
– Nase 61
Bronchialfremdkörper 88
Bronchoskopie 88
Bulbärparalyse 80

Caisson-Krankheit 44
Caldwell-Luc-Operation 56
Calorische Prüfung 19
Cavernosusthrombose 56
Charlinsyndrom 68
Cerebrale Durchblutungsstörungen 45
Cerumen obturans 35
Chlorschnupfen 54
Choanalatresie 59
Cholesteatomeiterung 26
Chronische Kieferhöhlenentzündung 56
– Laryngitis 81
– Mittelohrknocheneiterung 26
– Mittelohrschleimhauteiterung 26
– Pharyngitis 75
– Tonsillitis 74
Coniotomie 90
Costen-Syndrom 68

Dauerschwindel 18
Desensibilisierung 54
Diaphanoskopie 14
Diphtherie 71
Diplakusis 37
Divertikel 79
Drehschwindel 18, 42
Drehstuhl 19
Druckgefühl Ohr 35, 47
Durchleuchtung Nasennebenhöhlen 14
Dysphonie 85

Eisenmangelanämie 69
Elektrolarynx 84
Elektronystagmographie 19
Epiglottitis 82
ERA (Electric Response Audiometry) 16
Erfrierung Ohrmuschel 23

Erkältung 35, 51
Erysipel Ohrmuschel 23
Explosion 39

Facialisparese 25, 26, 33, 34, 46
Felsenbeinlängsfraktur 33
Felsenbeinquerfraktur 34, 43
Fistelstimme 85
Fistelsymptom 27
Fixation Steigbügel 39
Flüstersprache 15
Fraktur Gehörgangsvorderwand 32
Fremdkörper Hypopharynx 77
− Kehlkopf 87
− Mundhöhle 77
− Nase 60
− Ohr 31
Frenzel-Brille 19
Frontobasale Frakturen 66
Funktionelle Aphonie 85

Gaumenverletzung 70
Gehörgangsatresie 38
Gehörgangsekzem 23
Gehörgangsfurunkel 22
Gehörgangsverletzung 31
Gehörknöchelchenluxation 34
Gehörlosenschule 38
Gehörschutzwatte 40
Gehörverbessernde Operationen 28, 38, 39
Geruchsprüfung s. Riechprüfung
Geschmacksprüfung 19
Geschmacksstörungen 69
Gleichgewichtsprüfung 18, 45
Globusgefühl 76
Globus nervosus 76
Glossitis 69
Grippe 51
Grippeotitis 24, 30

Halscysten 98
Halsschmerzen 70
Halstraumen 87
Halswirbelsäulenveränderungen 42
Hämatotympanon 34
Hausstauballergie 53
Heiserkeit 81
Herpangina 71
Heuschnupfen 53
Hirnabsceß 27
Hirnnerven 19

Hirntumoren 45
HNO-Untersuchung 3
Hörgerät 38
Hörprüfung 15
Hörsturz 36, 37
Hörweitenprüfung 15
Hunter-Glossitis 69

Innenohrdurchblutungsstörung 42, 45
Innenohrfunktionsstörungen 43
Innenohrschaden toxisch 40
Innenohrschwerhörigkeit 17, 37, 42
Inspektion 5
Intubation 89
Intubationsgranulom 83

Juckreiz Gehörgang 23

Kalorische Prüfung s. calorische Prüfung
Kanülenträger 91
Kardiospasmus 79
Kehlkopfcarcinom 83
Kehlkopffremdkörper 88
Kehlkopfödem 78, 82
Kehlkopfpapillom 83
Kehlkopfpolyp s. Stimmbandpolyp
Kehlkopftrauma 87
Kehlkopftumoren 83
Kieferhöhlenentzündung 55
Kieferhöhlenspülung 55
Kinetosen 45
Kleinhirnbrückenwinkeltumor 42
Knalltrauma 39
Kopfschmerzen 51, 67

Labyrinthhydrops 42
Labyrinthfistel 27
Labyrinthitis 25, 32, 43
Lagerungsschwindel 18
Längsfraktur Felsenbein 33
Lärmschwerhörigkeit 39
Laryngektomie 84
Laryngitis 81
− subglottica 82
Laryngo-Tracheitis 82
Laterale Halscysten 98
Laterobasale Frakturen 33
Laufendes Ohr 22
Laugenverätzung 79
Leimohr 35
Leukämie 70
Lidödem 58

Liftschwindel 18
Liquorfluß Ohr 33, 48
Luxation Amboß 32
- Steigbügel 32
Locus Kiesselbachii 62
Lymphadenitis 96
Lymphknotenerkrankungen 95
Lymphknotenmetastasen 97
Lymphknotenschwellungen 98
Lymphosarkome 97

Maligne Lymphome 97
Mandelkappungen 74
Mastoidektomie 26
Mastoiditis 25
MdE 40
Mediane Halscysten 98
Mediastinitis 77
Menière-Krankheit 42
Meningitis 26, 32, 58
Mesopharynxtumoren 76
Migräne 67
Minderung der Erwerbsfähigkeit 40
Mittelgesichtsfrakturen 66
Mittelohrerguß 35
Mittelohrschwerhörigkeit 17, 35
Monocytenangina 71
Morbus Boeck 96
- Hodgkin 97
- Menière 42
Mucosusotitis 25
Mukotympanon 35
Mumps 40, 93
Mundtrockenheit 76
Mutationsstörungen 85
Myasthenia gravis 80

N. abducens 19
Narbenstenosen Oesophagus 78
Näseln 20, 86
Nasenbeinfraktur 64
Nasenblutung 61
Naseneingangsekzem 65
Naseneingangsfurunkel 56
Nasenfremdkörper 60
Nasenplastik 66
Nasenpolypen 56
Nasenrachenfibrom 59
Nasentamponade 62
Nasentropfen 52
Nasentumoren 63
Nebenhöhlenentzündung 55

Nebenhöhlentumoren 63
Nebenhöhlenverletzungen 66
Neck dissection 84
Nervenschwerhörigkeit 42
Neuronitis vestibularis 45
N. facialis 20
N. glossopharyngeus 20
N. hypoglossus 20
N. oculomotorius 19
N. olfactorius 19
Non Hodgkin Lymphome 97
N. recurrens 20
N. trigeminus 20
N. trochlearis 19
Nystagmus 18, 42, 45

Oberlidschwellung 58
Objektive Audiometrie 16, 38
Objektives Ohrgeräusch 41
Occipitalneuralgie 68
Occlusionsstörungen 68
Ödem Kehlkopf 78
Oesophagoskopie 78
Oesophaguscarcinom 79
Oesophagusdivertikel 79
Oesophagusfremdkörper 77
Oesophagusperforation 78
Oesophagussprache 84
Oesophagusvaricen 79
Oesophagusverätzungen 78
Ohrabsonderung 47
Ohrbeschwerden 22
Ohrblutung 30, 48
Ohrenrauschen 42
Ohrenschmerzen 22, 47
Ohrfeige 33
Ohr Fremdkörper 31
Ohrgeräusche 38, 39, 48
- kreislaufbedingt 40
Ohrgeräusch objektivierbar 41
Ohrgleichgewichtsapparat 19
Ohrkappen 40
Ohrläppchendurchstechung 23
Ohrmuscheleinriß 30
Ohrmuschelmißbildungen 38
Ohrmuschelperichondritis 23
Ohrmuschelverletzung 30
Ohrspülung 12
Ohrstöpsel 30
Ohrsymptomatik 47
Orbitabodenfrakturen 66
Osteochondrose Halswirbelsäule 76

Otalgie 29, 47
Othämatom 30
Otitis externa 22
Otitis externa maligna 23
– media acuta 24
– media chronica 26
Otosklerose 39
Otoskop 6
Ototoxische Medikamente 40
Ozaena 54

Pädoaudiologie 38
Palpation 5
Pansinusitis 57
Parazentese 24
Parotismischtumoren 95
Parotistumoren 95
Parotitis epidemica 93
Paukendrainage 36
Pfeiffersches Drüsenfieber 71
Perichondritis Ohrmuschel 23
Peritonsillarabsceß 72
Perniziöse Anämie 69
Pfählungsverletzung 32
Pharyngitis 75
– sicca 75
Phenacetin-Kopfschmerzen 67
Phonasthenie 85
Pleomorphe Adenome 95
Plummer-Vinson-Syndrom 69
Pneumokokken-Angina 70
Politzer-Verfahren 13
Polypen 56
Poltern 86
Praecancerosen 83
Privinismus 53, 54
Protrusio bulbi 58
Pseudokrupp 82

Querfraktur Felsenbein 34

Rachenmandelhyperplasie 59
Radikale Halsausräumung 84
Radikaloperation 27
Radikaloperationshöhle 28
Rülpssprache 84
Ranula 94
Recurrensparese 84
Reflexaudiometrie 38
Reinke-Ödem 82
Reisekrankheit 45
Reserpinschnupfen 54
Retropharyngealabsceß 73

Retothelsarkom 76, 97
Rhinitis acuta 52
– sicca 54
– sicca anterior 64
Rhinolalie s. Näseln
Rhinolith 60
Rhinologica 53
Rhinopathia medicamentosa 53
Riechprüfung 19
Rinne-Versuch 16
Romberg-Versuch 18
Rotatorische Prüfung 19

Sabin-Feldmann-Test 97
Saccotomie 42
Sängerknötchen 83
Säureverätzung 79
Schädelbasisbruch 33, 34
Schalleitungsschwerhörigkeit 17, 35
Schallempfindungsschwerhörigkeit 17, 37
Schallschutz 40
Schluckauf 80
Schluckbeschwerden 69, 77
Schnarchen 60
Schnupfen 51
Schreiknötchen 83
Schutzhelm 40
Schwankschwindel 18
Schweißperlenverletzung 32
Schwerhörigenkindergarten 38
Schwerhörigkeit 22, 35, 39, 42, 49
Schwindel 34, 42, 45, 49
Schwindelanamnese 18
Seekrankheit 45
Seitenstrang-Angina 70
Sensibilitätsstörungen 19
Septumabsceß 65
Septumdeviation 59
Septumhämatom 65
Sialadenitis 93
Sialolithiasis 94
Sialosen 95
Sigmatismus 86
Singultus 80
Sinubronchiales Syndrom 56
Sinusthrombose 26
Sjögren-Syndrom 76
Soor 71
Speicheldrüsenerkrankungen 93
Speichelstein 94
Speiseröhrenerkrankungen 77
Spezifische Angina 71

Spiegeln Kehlkopf 10
- Nase 8
- Nasenrachenraum 10
- Ohr 8
- Rachen 10
Sprachaudiometrie 38
Sprachstörungen 86
Stammelfehler 86
Steigbügelplastik 39
Stellatumblockade 37
Stenosierende Laryngo-Tracheitis 82
Stimmbandcarcinom 84
Stimmbandlähmung 84
Stimmbandödem 82
Stimmbandpolyp 83
Stimmbruch 85
Stimmgabelprüfungen 16
Stirnbeinosteomyelitis 58
Stirnhöhlenentzündung 57
Stomatitis 69
Stottern 86
Stridor 82
- congenitus 88
Struma 98

Tamponade Nase 62
Taubheit 34, 38
Tauchen 33
Thrombose Sinus cavernosus 56
Tonsillektomie 74
Tonsillitis 74
Topographie 1
Toxische Innenohrschäden 40
Toxoplasmose 97
Trachealfremdkörper 88
Trachealkanüle 91
Tracheastenosen 88
Tracheotomie 90
Trauma, akustisches 39
Traumatische Nasenblutung 64
Trigeminusneuralgie 67

Trommelfellverletzung 32
Trommelfelldefekt 27
Tubendurchblasung 13
Tubenkatarrh 35
Tubenkatheter 36
Tubenventilationsstörungen 63
Tuberkulöse Lymphadenitis 97
- Ulcerationen 70
Tumormetastasen 97
Tympanometrie 17
Tympanoplastik 28

Überdruckruptur 33
Umgangssprache 15
Unterberger-Tretversuch 18
Unterdruckkopfschmerz 57
Untersuchungsecke 7
Untersuchungsmethoden 5

Valsalva-Versuch 33, 37
Vasomotorische Kopfschmerzen 67
- Rhinitis 54
Verätzungen 78
Verbrühungen 78
Verletzungen 87
Verschlucken 20
Verstopfte Nase 59
Vertebrobasiläre Insuffizienz 45
Vestibuläre Untererregbarkeit 45
Vestibularisprüfung 18
Virchow-Drüse 96
Virusinfekt 51

Wallenberg-Syndrom 45
Weber-Versuch 16

Zentrale vestibuläre Funktionsstörung 45
Zoster oticus 28, 43
Zungenbrennen 69
Zungengrundangina 70

MIX
Papier aus verantwortungsvollen Quellen
Paper from responsible sources
FSC® C105338

If you have any concerns about our products,
you can contact us on
ProductSafety@springernature.com

In case Publisher is established outside the EU,
the EU authorized representative is:
**Springer Nature Customer Service Center GmbH
Europaplatz 3, 69115 Heidelberg, Germany**

Printed by Libri Plureos GmbH
in Hamburg, Germany